U0014767

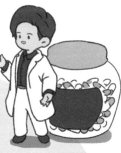

暖氣藥師的
用藥攻略

量身打造居家
藥品及保健處方

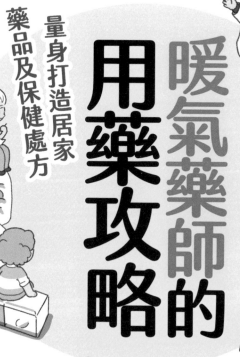

臺北市藥師公會
國際事務委員會主任委員
蘇柏名 藥師——著

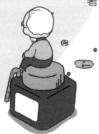

〔專文推薦1〕
令人感動的全人藥師

文／黃勝堅
臺北市立聯合醫院前總院長

　　近10年來，臺灣進入快速老化的社會，接踵而來的是「失能、依賴與死亡」，這樣的問題不單是傳統醫療與長期照顧所能解決的，全世界都希望以「醫養結合」的觀念與實務替高齡社會提供更人性化的服務。因此，「全人整合性照護」應運而生。它的中心概念是：照護團隊、病人及照顧者是以「夥伴關係」互動的，最後的目標是創造整體社會更多的「信任」。在這樣的背景下，醫療界的各種專業，都必須以「民眾的需求」為導向，開始做不同的思維與改變。

　　過去，醫療團隊都是待在醫院或診所等病人來看病。可是對於失能、行動不便的老人來說，從沒電梯的高樓層到醫院看病，何其容易？除非團隊願意走出白色巨塔！臺灣於1995年起開創居家護理、健保於2015年開始整合性的居家醫療，然而健保一直侷限於醫師與護理師的服務，從民眾的需求面來看，顯然是不足的。以藥事服務來說，臺灣目前老人照顧老老人，或者是外籍移工照顧老人比比皆是。藥物從醫院拿回家後，真的能夠正確無虞地使用嗎？依我們過去的經驗，其實很困難！

　　12年前我從臺大醫院金山分院及臺北市聯合醫院開始推居家醫療，希望讓這些弱勢的長者與照顧者得到最正確而適當的藥事服務，而當中沒有藥師出訪是辦不到的，實際執行的難度比我們想像中高出許多！所幸，我們的藥師同仁願意走出白色巨塔，開始一步一步找出問題、提出解決方案，其中更有許多令人感動的故事，伴隨著團隊不斷成長，我們與病人家的信任也日益壯大，是名符其實的「全人照護」。

　　本書的作者，蘇柏名藥師，把他近6年的居家藥師及3年的COVID-19疫情期間的藥事服務經驗，寫成這本書，我認為真的是「全人藥師」的典範！其中的內容，不僅對病人照顧者很實用，連對我是神經外科醫師都覺得很受用，我很誠摯的推薦大家閱讀！

　　希望這本書能夠拋磚引玉，能夠鼓勵更多醫療人員及更多不同的專業投入「居家醫療整合照護」，也希望民眾有需求的時候，不要害怕、勇於求助。久病固然造成家庭照顧者許多的困境，但是加上醫療及長照人員的專業和支持，每個人都能找回家人間的那份愛與羈絆。相信這也是作者寫這本書的初衷，對於柏名藥師用生命來闡述己專業理念，我被深深的感動。

〔專文推薦2〕

居家用藥及保健食品的最佳參考寶典

文／張文靜
臺北市藥師公會理事長

　　柏名是一個很有溫度的暖心學弟，這是跟他相處6年以來的感覺。剛開始從其他學弟的口中得知的他，是個很聰明、很能玩的人，在柏名的FB會看到運動、旅遊、美食等貼文，當時就覺得柏名藥師很特別，這個特別不是因為沒有形容詞而只能用特別來形容，而是他真的跟一般的藥師非常不一樣，例如很少有藥師會去念語文類（西班牙文）的研究所，也少有藥師會到科技公司上班（絕大部分是到醫院、診所、社區、產銷）。

　　跟柏名有比較多接觸是在最近的6年左右，越認識柏名就會對他越佩服。得知柏名有超強的語文能力，在我就任臺北市藥師公會第20屆理事長時，立即邀請柏名來擔任我的國際事務委員會主委，果然柏名非常稱職，疫情期間無法跟姐妹會交流，便調整方式改為線上拜年，並針對疫情時兩國社區藥局的藥師承擔口罩實名制的任務交換意見。另外，在COVID-19疫情期間，柏名藥師為了能夠讓隔離的病人領到藥，除了自告奮勇送藥到檢疫所，更是跟公會商量組織「防疫天使藥師隊」，來幫

助市聯醫PCR車來速服務執行針對有症狀的病患給藥業務，獲得藥師廣大的回響。

當聽到柏名藥師要出書時，我相當期待，想像著一位優質暖心、處處為病人著想的藥師會產出怎樣的書，當看書名為《暖氣藥師的用藥攻略》時，第一時間覺得書名取得非常貼切，看了前言時感動到雙眼含淚，裡頭的描述跟我心中柏名的形象是相吻合的。再看到目錄時，深覺這是一本社區藥局藥師及民眾很需要的一本書，不僅說明了社區民眾的用藥困惑，也恰到好處的解說了專業藥師常遇到的民眾用藥問題，更可作為藥師在跟民眾解釋用藥時的參考。內文除了對於家庭常用藥物的詳細解說，並從症狀、藥物之間的作用來做深入淺出的分析，更貼心地從飲食習慣、生活習慣來指導，最後還加上保健食品及藥師小叮嚀，堪稱完善的維護家人健康必備書籍。

最後，就我個人在社區藥局服務30幾年的經驗，衷心覺得這是一本淺顯易懂的用藥說明書，是可以作為藥師跟民眾解釋用藥、保健品、食物……的輔佐書籍，也很適合民眾在家中遇到用藥問題，又臨時找不到藥師詢問時的最佳參考。柏名出這本書確實是藥師行善的一大楷模，期盼尚有其他未收錄在內的藥物或保健品，能再請柏名藥師出續集！

目錄／CONTENTS

暖氣藥師的
用藥建議
CH1

暖氣藥師的
常用保健品建議

特殊需求
營養保健品

CH4 特別收錄

CH5 藥品・保健食品使用 10大Q&A

〔前言〕

藥師是你的好朋友：
藥師不是只有發發藥

　　進入這個場域工作之前，我對於藥師的認識跟大多數人差不多，認為藥師的工作內容不外乎就調劑、發藥和做藥物諮詢。從前同學聽到我要念藥學系，都笑說我要去當人工包藥機了。那時候也沒有想這麼多，分數剛好到了，家裡又希望我唸一個對未來比較有保障的科系，所以就填了北醫藥學系。

　　藥學系真的是不好念，熬到畢業還得考上執照才能當藥師，中間所花的心力比起很多科系有過之而無不及。所以辛苦念完大學、考上執照後，我先是決定碩班要轉領域到外文，一度不想與藥為伍。念完西班牙語所後，決定轉到科技業做專案管理，科技業雖然操，薪水卻很不錯，夯不啷噹數年就這樣過去了，我從未想過自己會回到醫院上班。

受醫界大老感召　投入居家醫療

　　直到有一天我偶然看到臺北市立聯合醫院正在推廣居家醫療服務，當時的總院長黃勝堅醫師在電視上接受採訪，他說讓病人不死很簡單，但是若救下來變植物人，那是我們想要的嗎？只有投入陪伴和關懷，讓病人在生命最後一段路走得安詳，這是慈悲，也是福報。他這一番話大大震撼了我，我覺得這就是身為醫療人員的使命，於是趁當時聯醫在招募新血做居家安寧服務時，我就這樣再次回到醫院這個場域，只是這次，範圍向外擴張到居家。

　　藥師投入居家服務，一開始能做的事情不多，因為也沒有前人的經驗可以參考，充其量就是個「送藥仔」，待醫師看完診後幫獨居或是失能的長者把藥物送去，教他們怎麼吃。一開始覺得自己的工作跟宅急便差不多，甚至這種服務模式還常常被病人懷疑：「醫院的人怎麼會幫我把藥送來，你是不是想要騙我？」這種服務模式最辛苦的，莫過於建立病人對我們信任感。除此之外，如何從工作中獲得成就感也時常讓人迷惘。

深入了解患者慣性　達成有效醫療

　　有次我去一位老婆婆家送藥，發現她家裡釀了好幾缸東西，細問之下，老婆婆說那是她自己釀的藥酒，當下我念頭一閃問她：「您會不會用這個配藥吃？」婆婆忽然神氣了起來回我：「當然會囉～用藥酒配藥吃，藥效更好！」霎時我愣住，為什麼婆婆會有這樣的認知呢？後來回去思考，才發現原來

「病人的語言和醫療人員的語言是不同的」。同樣是藥酒，在我們眼裡，這是「酒」精（Ethanol）；在病人眼裡，卻是可以治病的「藥」。後來，和婆婆建立起信任感後，我逐漸讓她知道藥酒是酒，雖然有藥性，但不可以跟她的慢性病藥一起服用。她的肝功能原本不好，幾個月後再檢驗，肝指數下降了！雖然無法證實是否與藥酒一事有關，但婆婆還是得到了正確的醫療知識，降低慢性的傷害。

這件事讓我體悟到一個道理，原來有些事情在醫院是看不到的，必須要進到病人家裡才能看到事實全貌。病人不會跟你說他骨折是因為家裡擺設不當，導致行走動線不良而發生，也不會跟你說原來他習慣配著藥酒吃藥，病人跟你說他的飲食很注意且節制，不吃飯、麵，但不懂為什麼血糖控制不好，結果發現他一餐猛吞30顆水餃……。

這些都是我在執行居家藥事服務時所看過的現象，但這些寶貴的訊息，病人並不會主動提起，醫療人員往往也問不出來，因為這跟「價值觀」和「習慣」有關。每個人都有自己的慣性，這些慣性或多或少會影響我們的身體健康，我們知道抽菸喝酒不好，所以有抽菸的人得到肺部疾病時他會知道要少抽或戒除，但是有慢性腎臟病的人怎麼會想到他冬天猛喝藥膳湯，過段時間要面臨的可能就是洗腎？於是我得到了一個新的結論──**醫療必須要符合病人的價值觀和生活習慣，才有機會成為「有效醫療」**。

絞盡腦汁　協助個案正常用藥

之前曾經遇過一個個案，她因為高血壓以及缺鐵性貧血等問題必須長期服用降壓藥和鐵劑，她是位受過高等教育的長者，知道按時服藥的重要性，但是快一百歲又獨居的她，住在時間彷彿停滯的大屋中，真的會忘記要怎麼吃藥。於是我向醫師建議，將她的藥物頻次減低，從原先一天要吃兩次改成一天一次，甚至去她家幫她排藥盒，但過段時間發現這樣的效果並不好。這位奶奶每每打開藥盒的時候，腦袋都會想著「我會不會已經吃過了？再多吃是不是就會過量了？」所以28天的藥盒，只吃了2、3天而已。她跟我們說她很願意配合，只是記憶力真的不好，對此感到很懊惱！於是我花了一些時間觀察奶奶的生活習慣，發現她有每天撕日曆的習慣，於是利用小夾鏈袋分裝藥包，釘在日曆上，這樣她每天撕日曆的時候就會看到藥物取下來吃，而且絕對不會吃錯或多吃！果然此法一出，她的服藥配合度瞬間上升不少，身體的病痛也獲得舒緩。

不過好景不常，有一天我到奶奶家去，發現她把所有的藥物都從日曆上拆下來。細問之下，才知道某宗教團體去她家關心時，告訴奶奶把藥釘在日曆上是不祥的作法，於是彷彿得到菩薩啟示的奶奶很不滿我先前的建議，也不願意讓我再執行此法。無奈之下，只好另外找尋新的解決之道。後來在居家服務員的協助下，我得知奶奶有聽收音機的習慣，知道她每天早上起床第一件事情就是轉開收音機，睡覺前才會關起來。我彷彿挖得金礦，於是我把分裝藥包跟收音機捆在一起，告訴奶奶她每天早上轉收音機的時候，就取下一包吃，奶奶似乎也覺得這

個方式更讓她安心，於是至今奶奶的服藥配合度一直很高，病情控制也很穩定。

猶如打怪破關　疫情彰顯藥師工作價值

　　新冠肺炎疫情爆發之後，因為醫療人員的努力以及民眾的配合，國內疫情控制成效良好。我也很幸運地，從一開始的集中檢疫所到後來的居家隔離，全程親身參與服務。2021年5月疫情大爆發，那時候一天要跑遍全臺北12間檢疫所，中間從無間斷服務，真的是快把自己操爆，可是每每看到隔離者能夠拿到需要的藥物，讓症狀舒緩，就覺得再怎麼累都值得！到了2022年5月，原本穩下來的疫情再度升溫，並且是與病毒共存的過渡期，這時除了居家送藥，還加上了PCR車來速藥事服務，現場做完PCR後要根據醫師的處方，馬上給予抗病毒以及症狀藥物，身邊沒有電腦也沒有教科書，所有藥物交互作用、劑量換算都只能靠自己大腦的記憶和計算能力。記得那時候藥劑部主任說這是重責大任，加上同事一個個確診，所承擔的壓力比過往更大，但還好臺北市有一群天使藥師願意加入服務，一起完成了這個艱難的任務，藥師又再一次成功守護著民眾的健康！

　　這些彷彿RPG遊戲、需要重重打怪、破關的過程讓我獲得了很大的成就感，無形之間也增加了自己的同理心和溝通能力。在那之後我協同處理過不少居家安寧的個案，發現自己原來已經擁有足夠的力量和勇氣，去陪伴那些踏上生命最後一哩路的旅者，更能體會當初黃總院長的一番話，這些經驗，過去我從未在課堂或是醫院裡習得，卻是我一路從事居家藥事服務，最大的推力及靠山。

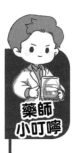

藥師
小叮嚀

如果有用藥上面的困難，無論是藥品副作用，或是服藥配合度等問題，都可以諮詢藥師、尋求藥師的協助。大醫院的藥局都會設置藥物諮詢室（處）（DI-Drug Information），很多特殊藥品，像是吸入劑或是注射劑，往往需要練習多次才會上手，可以到藥物諮詢室尋求指導！

~CH1~
暖氣藥師的
用藥建議

人的健康雖不能完全依賴藥物，

然而當疾病發生時，藥物卻是助我們早日康復的好幫手。

正確用藥能讓我們減輕症狀，擺脫疾病，並避免不必要的副作用，

然而藥物種類多如牛毛，本章藥師先就民眾最常接觸到的內服及外用藥，

提供基礎的知識及建議，讓大家在使用時，不再心慌慌！

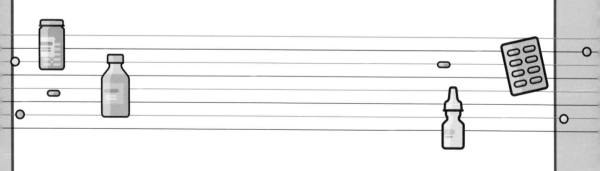

1-1

綜合感冒藥：
緩解輕微感冒症狀的好幫手

在衛教時常被民眾問到「綜合感冒藥」的問題，但什麼是「感冒」？每當我丟出這個問題時，得到的答案不外乎是咳嗽、打噴嚏、流鼻水、頭痛及發燒等，不過民眾描述的這些都是症狀，並不是一種「疾病」，感冒照理說是一種疾病，否則每年秋冬，政府為什麼要鼓勵老人家或是小朋友去施打「流行感冒疫苗」呢？

再細想，打疫苗是為了要對抗「病毒」，所以就醫學上的定義，感冒主要是由病毒造成的疾病。以流行性感冒來說，必須要經過篩檢才知道是否「中標」，而感染後的症狀除了頭痛發燒、肌肉痠痛、咳嗽、流鼻水、疲倦之外，有時候還會有腹瀉、嘔吐等腸胃症狀。就流行性感冒而言，唯一的特效藥，就是「抗病毒藥」，像是克流感、艾瑞莎等。但是這些都是處方藥，民眾無法自行購得。然而一般市面上買到的「綜合感冒藥」，並不是殺死病毒的藥物啊！怎麼能夠稱為「感冒藥」呢？

感冒、流行性感冒、普通感冒各有不同

其實一般人所說的感冒，和醫學上認定的感冒，是有差距的。根據美國疾病管制署的定義[1]，醫學上的感冒分成流行性感冒，英文叫做influenza，還有普通感冒，叫做common cold，都是傳染性呼吸道疾病，只不過由不同的病毒所引起，流感通常都是由「流感病毒」所引起，而一般感冒可能是由鼻病毒或是季節性冠狀病毒引起（此處季節性冠狀病毒與COVID-19之冠狀病毒SARS-COV-2不同）。就症狀而言，流感和普通感冒類似，所以不做篩檢其實很難分辨歸類。不過得流感的話症狀大多為發燒、發冷、出現肌肉疼痛或是容易疲倦。

一般民眾口中所說的「感冒」往往更像一種症狀的敘述，無論是扁桃腺炎、上呼吸道發炎、早上起床咳個兩聲、出現頭痛症狀都可能被叫做感冒，換句話說，在民眾口中「感冒」更像一個與醫生溝通的名詞。而綜合感冒藥所治療的，也多半是這些症狀。

食藥署曾經發布一個由國衛院所調查的統計資料[2]，國人每年有23%的人會自行購買感冒藥來服用。就藥師自身社區服務的經驗，有很多人會固定使用這些藥品，甚至有人是當作「保養」用。做居家服務時，幾乎每個獨居老人家中都可以看到感冒液的蹤跡，曾經也有老人家在我面前豪飲感冒糖漿，表示這是他每天「強身壯骨」、「老康健」的祕訣，讓我真的非常傻眼。這種看似荒唐的醫療事件，卻是真真實實每天上演。雖

1　美國疾病管制署https://www.cdc.gov/flu/symptoms/coldflu.htm
2　財團法人國家衛生研究(2011)。2009年「國民健康訪問暨藥物濫用調查」。

然感冒糖漿裡面所含的藥物劑量不高，但也不能當作保健食品吃，藥品就是拿來治病，不是沒病拿來強身的。

綜合感冒藥常見成分解析

平時從藥局所購入的綜合感冒藥，裡面所含的主要成分為：解熱鎮痛劑、抗過敏、止咳祛痰、支氣管擴張劑等。

解熱鎮痛最常見的不外乎就是成分為**乙醯胺酚**（Acetami-nophen）或是**NSAIDs類（非類固醇消炎藥）**的藥物。就目前市面上的綜合感冒藥而言，絕大部分單次劑量都不高，民眾有需求時若照著藥師指示吃，其實通常不會有問題。但有的民眾只要感到疼痛就一次吃個兩三顆，一天甚至吃到一盒，就要很小心可能會引發肝毒性，甚至有肝衰竭的危機。曾經看過老人家以蔘茸藥酒搭配感冒藥一起吃，阿公阿嬤的肝還沒衰竭，藥師的心臟病都要發作了！

市面上還有些感冒藥，會添加**阿斯匹靈**等水楊酸類的成分以消炎止痛，這類藥對於懷孕超過28周、有蠶豆症或是有消化性潰瘍的人就不建議使用，因為可能對胎兒造成損傷、或是讓蠶豆症患者出現溶血現象、或是加重潰瘍症狀等。

抗組織胺在使用上要特別小心的一點，是使用後須避免開車，因為這種成分會造成嗜睡的副作用，曾經有國道客運司機因為感冒自己買成藥來吃，在工作中疑似出現恍神的症狀而發生車禍，造成不少乘客受傷，只能說「藥駕」的「要價」不菲。所以若自身對抗過敏藥較敏感，使用上要特別注意。購買感冒藥吃之前，建議問一下藥師裡面是不是有會想睡的成分。

用藥建議／1-1 綜合感冒藥：緩解輕微感冒症狀的好幫手

CH1
CH2
CH3
CH4
CH5

同理，家庭主婦若是因為頭痛而吃了含有抗組織胺的感冒藥，在執行家務上就要盡量注意安全，切菜、煮飯、開瓦斯、上下樓梯都要注意自己的狀況。

右旋美索芬（Dextromethorphan）則是很常被拿來添加於綜合感冒藥的止咳成分，**偽麻黃素**（Pseudoephedrine）則常被拿來緩解鼻塞，這兩類藥物使用上要特別注意，若平常有在吃單胺氧化酶抑制劑類的抗憂鬱劑，或是血清素相關的藥品，彼此間可能會產生交互作用 —— 像是血清素症候群。簡單來說，除了增加綜合感冒藥自身的副作用，還可能會產生包括高燒、激動、反射亢進、顫抖、瞳孔放大及腹瀉等症狀。

有的民眾會自作聰明，認為常常聽到藥師講藥物要隔開吃就能避開交互作用，那自己隔開2個小時或是4個小時吃是不是就安全了？其實不是喔！正確來說，要隔開的話必須得隔開336個小時才能吃，血清素或是單胺氧化酶抑制劑在身體作用的時間比較長一點，醫學研究[3]至少要隔開14天吃才能避開危險，所以民眾不要隨意服用比較安全。嚴格來說，綜合感冒藥因為成分複雜，雖然大多是指示用藥，但在使用上需要注意的地方還蠻多的。

---

3 Fiedorowicz JG, Swartz KL. The role of monoamine oxidase inhibitors in current psychiatric practice. J Psychiatr Pract. 2004 Jul;10(4):239-48. doi: 10.1097/00131746-200407000-00005. PMID: 15552546; PMCID: PMC2075358.

症狀嚴重時須直接找醫生

也有民眾會問，綜合感冒藥裡的成分，跟感冒去看醫生拿到的藥有什麼差別啊？以症狀治療的角度來說，感冒的症狀大同小異，醫師所開立的藥品也常與綜合感冒藥相類似，所以有民眾認為自己去買藥來吃即可，為什麼還要大費周章看醫師呢？綜合感冒藥的存在，本來就是為了便民而產生的，有時候可能因為疲累、沒有獲得足夠休息，有出現一些輕微症狀但又不是很嚴重，使用綜合感冒藥就是一個不錯的選擇，因為幾乎一盒或一瓶綜合感冒藥裡面，就可以症狀全包，再加上一般綜合感冒藥裡面各類藥品的劑量通常比較低，所以使用上的安全性也較高。但換個角度來講，很有可能因為民眾貪圖方便，多吃了很多沒有必要的成分；或是民眾覺得劑量低，效果不好，那就一次多吃幾包，結果所花的錢並沒有比較少，還可能不知不覺中對肝腎造成了很大的負擔。

所以藥師建議，如果只有單一症狀，可以去看醫師或是去藥局請藥師針對你的症狀提供相對應藥物；若感冒症狀多而且比較輕微，適當的使用綜合感冒藥，加上充分休息，是一個不錯的方式。一旦症狀變嚴重的話，千萬不要硬撐，最好的方式還是尋求專業醫療的協助。

蒜、蜜、薑、魚　提升免疫力

　　通常感冒都是因為免疫力變差，所以除了使用綜合感冒藥之外，也可以在食物上面做一些調整，像是少吃冰冷的東西。食補方面可以食用大蒜，既能殺菌也能提升免疫力，或是可以吃一些蜂蜜、泡蜂蜜水來滋補，不過美國兒科醫學會建議[4]一歲以下的小朋友不要使用蜂蜜，裡面若有過量大腸桿菌反而讓腸胃負荷不了。另外可泡些薑茶、煮個薑湯，對感冒症狀的緩解也有不錯的效果。如果想要補充蛋白質，不妨補充魚肉，像是鮭魚就是一個不錯的選擇。

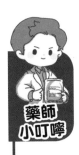

藥師小叮嚀

有感冒症狀，建議提早看醫師，如果症狀輕微，可以先至藥局購買綜合感冒藥，但一定要問清楚服用方法，以免吃過量傷害肝腎。而且所有的藥品都有副作用，不要為了貪圖方便，給身體找麻煩。最重要的，一定要獲得充分休息，請個假在家睡覺，之後上課學習會更有效率，工作可以走得更長遠。

4　https://publications.aap.org/aapnews/news/13225

1-2

止痛退燒藥：
有效緩解疼痛

　　如果我說人生可以用「疼痛」寫一本編年史，你相信嗎？事實上人體對於痛覺的記憶是相當深刻的，從呱呱落地以來，各式各樣的疼痛就伴隨我們成長。小時候打預防針的痛，很多人到長大仍隱約有感覺；或是在從前還有體罰的年代，被老師用愛的小手處罰，那個「啪」一聲打在手心的感覺也令人難忘；再大一點，會面臨經痛、肚子痛、騎車「犁田」的痛；出社會後工作、買房、養小孩，偌大的壓力導致時常出現的偏頭痛，形成長大的一種印記。這麼多的「痛點」伴隨著我們一路走來，是不是彷彿提到某個事件，過去對於痛的記憶就隱隱抽動？事實上，以醫學的角度來看，痛覺是上天賜予我們的禮物，因為會痛，我們才能察覺身體出現異樣，進一步去處理。

　　不過即使是疼痛，也有不同分類。騎車「犁田」所產生的痛覺，就是典型的「體感型疼痛」，是我們身體的痛覺受器因為內外傷被擠壓到，進而產生痛覺。若像貸款繳不出來、或是

被劈腿，心理壓力非常大，可能會導致內分泌改變，或是免疫失調，那也會因為心理影響到內分泌，進一步影響生理，而產生體感性疼痛，當然同時也會伴隨著「心理性的疼痛」，雖然身體沒有受到實際傷害，但卻可以感受到椎心刺骨的痛。不難想像，那就是憂鬱症患者很常感受到的痛苦。

自從新冠疫情爆發後，不少人接種了疫苗之後都會出現發燒、注射部位疼痛的不良反應，通常醫師都會根據發燒現象給予適當的退燒藥品。事實上，這些退燒藥品都有止痛的效果，所以臨床上雖然止痛藥品種類很多，但大部分的疼痛都可以使用止痛退燒藥達到緩解。如果要再細分，又可以分成兩大類，一類是「普拿疼」的主成分乙醯胺酚，另一類是所謂的非類固醇消炎藥物NSAIDs（Non-steroidal anti-inflammatory drugs），就是常見的布洛芬、非炎等藥品。

● 乙醯胺酚（Acetaminophen）

乙醯胺酚（Acetaminophen）幾乎是一般人最常使用的止痛退燒藥物，主要作用在大腦中樞的神經訊號而阻斷疼痛傳導，以藥理學的角度來看，**乙醯胺酚不像非類固醇的止痛退燒藥一樣有較大的腸胃副作用，所以原則上飯前飯後吃都可以**，不過因為作用機轉不同，它不像NSAIDs一樣有消炎效果（事實上有，但是實在太微弱，所以臨床上不把它歸類在具有消炎效果的藥物）。這個藥品的安全劑量很高，而且大人小孩都可以使用，所以也是小朋友常用的退燒藥水的成分。

但使用這個藥品還是有需要注意的地方。首先，成年人使用這個藥品的最高劑量是4000毫克，以市售常見一顆500毫克為

例，不可以使用超過8顆，高劑量使用乙醯胺酚可能出現急性肝炎或是肝衰竭等問題，嚴重可能會有肝壞死、肝昏迷甚至有死亡的風險，不可因為藥品安全性高就忽略了這點。

另外，雖然這個藥品大多數人都有用過，但還是有人會對這個藥品過敏。我有一位女性朋友一直以來都有經痛的問題，只要一痛就吃一顆乙醯胺酚，吃了好幾年也未發生過過敏，不過人的體質是會改變的，某一天她吞完乙醯胺酚，忽然全身過敏、起紅疹，去了醫院才發現是藥物過敏引起的，爾後醫師就建議她疼痛或發燒時必須改吃其他種藥物。

● 非類固醇消炎藥物NSAIDs

另一類常見的止痛退燒藥品是非類固醇消炎藥物NSAIDs，這類藥品的機轉主要是因為可以藉由抑制環氧化酵素COX，降低發炎反應並且達到止痛效果。市面上常見的止痛消炎藥品原則上就是指NSAIDs類的藥物。無論是去看牙齒開立的非炎（Voren）、布洛芬（Ibuprofen）或是老人家關節疼痛醫師開立的希樂葆（Celebrex）都是這類藥品，它的成分雖然不盡相同，彼此間也有些許差異，但是在體內的作用機轉很類似。與乙醯胺酚相比，**這類藥品最大的優勢除了可以止痛退燒以外、還有一定程度的消炎效果**。所以假設騎車跌倒出現外傷，有可能因為傷口發炎而出現紅腫熱痛的現象，這時候使用NSAIDs類藥物的好處就比乙醯胺酚更多。

這類藥品雖然比乙醯胺酚多了消炎效果，但整體來說它的不良反應或使用限制也比較多。舉例來說，大家應該都聽過「阿斯匹靈會傷胃」的說法，就是這類藥品比較大的副作用。

　　環氧化酵素COX可以再細分為COX-1和COX-2，如果只有抑制COX-1就會容易造成腸胃道黏膜的破壞，同時也會影響腎臟的血流，對腎臟造成傷害。所以現在很多醫師喜歡使用的是COX-2的抑制劑，像是關節疼痛常用的希樂葆（Celebrex）之主成分Celecoxib，就是一個選擇性的COX-2抑制劑，這類藥品臨床上因為專一性高，所以腸胃道的副作用較低。但就目前的研究來看無論是COX-1＋COX-2抑制劑，還是選擇性COX-2抑制劑，長期使用都有可能會造成腎絲球的血流變慢，使得腎臟的過濾率下降，進一步傷害腎臟，所以如果**有慢性腎衰竭的人，一定要慎用NSAIDs類的藥物！**

　　另外根據研究，長期使用這類藥品也可能會增加心血管疾病的風險，所以**對於有高血壓、心臟病的人來說，使用這個藥品時需要非常注意**，一旦出現藥物不良反應，就必須停藥並且趕緊回診。

　　除了高血壓、心臟疾病或是腎臟疾病的人需要謹慎使用NSAIDs之外，還有一個族群也需要特別小心，那就是有消化道潰瘍的人。根據研究[5]，在臺灣消化道潰瘍病患逐年下降，但其中因NSAIDs引起之潰瘍比率卻逐年增加，而且死亡率高。在住院病患中如果因NSAIDs引起嚴重消化道出血，有4.5%的死亡率，而因幽門螺旋桿菌出血而死亡者只有2.9%。因此NSAIDs在使用上需特別小心，如果本來就**有消化道潰瘍的人，建議盡量不要使用這類藥品**，可以改用乙醯胺酚來止痛和退燒，至於原本沒有消化性潰瘍的人，在使用了NSAIDs一段時間後，如果出現胃酸變多，或是甚至有潰瘍的情況產生，建議停止使用，並

且最好找醫師檢查。

另外很多醫師為了預防、降低老人家血管栓塞的風險，會建議患者每天使用100毫克的阿斯匹靈，這是因為高劑量的阿斯匹靈可以拿來止痛消炎退燒，但低劑量的阿斯匹靈可以預防血管栓塞，平常有在長期使用阿斯匹靈的老人家去看醫師時，若是醫師為了止痛消炎退燒因而開立NSAIDs，最好告知醫師平日已經有固定使用阿斯匹靈，避免重複用藥、劑量加重，導致嚴重不良反應。

不宜長期使用

無論是哪一類的止痛退燒藥，都不建議長期使用。短期發燒或是疼痛可以透過使用這些藥品獲得緩解，但若是發燒或疼痛已經超過3天仍未見好轉，或是一旦藥效過了症狀就又出現，表示根本的問題沒有獲得解決，這時候就不應繼續使用止痛退燒藥，而應該趕緊至醫院掛號，請醫師診斷找到正確的病因並對症下藥，才能根本解決問題！

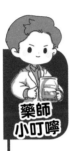

藥師
小叮嚀

當吃了止痛藥之後，卻感到止痛效果不佳，可能是沒有對症下藥，或是你吃的止痛藥不適合你。服用止痛藥之前必須先找到實際的原因，才有辦法根治疼痛，亂吃藥只會不小心傷肝、傷腎又傷胃。

此外，止痛藥雖然容易購買也相對安全，但是一旦吃多了、甚至達到中毒劑量，仍然會造成不可逆的傷害，建議在吃之前詢問醫師或藥師正確吃法才安全。

1-3

腸胃藥：
釐清症狀才能對症下藥

　　很多人走進藥局，第一句話就是：「藥師，我肚子不舒服要買胃藥！」這看似簡單的一句話，有時候真的徹底把藥師考倒！因為消化系統如此之龐大，只憑一句肚子不舒服，醫療人員是沒有辦法馬上給予任何協助的。便秘是腸胃問題，拉肚子也是腸胃問題，但是用的藥物效果卻完全相反，唯有清楚敘述自己的症狀，醫療人員才能正確判斷，並快速提供解決建議。

　　不過說真的，腸胃道症狀各式各樣，有時候民眾走進藥局說要購買的指示用藥，也常常不適合自己的症狀，本節藥師就來跟大家分享常見的幾種腸胃道症狀，以及相對應可以使用的藥物和注意事項。不過要先提醒的是，有任何症狀應該要先看醫師，到藥局購買指示用藥雖然可以短暫解除症狀，但是不見得能治本，聰明的讀者應該要懂得如何照顧自己。

用藥建議／1-3腸胃藥：釐清症狀才能對症下藥

CH1
CH2
CH3
CH4
CH5

腹瀉／拉肚子

　　拉肚子是最常見的腸胃症狀之一，不過拉肚子的原因很多，有時候是單純水土不服，有時候是吃到不乾淨的東西導致細菌感染，有時候可能是感染了諾羅病毒等。有的人因為情況嚴重無法忍受，會到藥局買止瀉藥物來吃。一般民眾到藥局最常買的止瀉藥是洛哌丁胺（Loperamide），這種藥物因為可以抑制乙醯膽鹼作用於副交感神經，進一步減緩腸胃蠕動，降低排泄，具有相當好的止瀉作用。不過腸胃炎有時候就是要把一些不乾淨的食物或是病原體排出體外才會好得快，如果只是因為輕微腹瀉就大量使用這類止瀉藥物，有可能把造成腹瀉的原因繼續留在體內，反而拖延了康復的速度。

　　其實**腹瀉時的重點並不在於止瀉，而是在於水分以及電解質的補充**，市面上雖然有很多運動飲料都標榜含有大量的電解質，但裡面鈉鉀含量不一，也添加了大量的糖分，有時攝取不當反而會使得胃酸分泌更多。腹瀉時最好的方式還是**補充白開水**，也可以到藥局**購買腹瀉專用的電解質液**。

　　另外雖然Loperamide是家中很常見的腹瀉常備藥品，但是家中**小朋友如果有腹瀉的話，不可以讓他們使用這個藥物**，曾經有小小孩腹瀉，父母給予這個藥物之後，造成小朋友腸胃蠕動停止，結果穢物都滯留在腸胃道無法排出，導致腸阻塞以及腸破裂，最後送醫開刀，實在非常危險。

便秘

與拉肚子相反的常見症狀就是便秘了,一般來說,超過3天沒有解便,或是一星期解便次數少於3次就可稱為便秘。便秘的原因有很多,有時候是因為纖維素攝取太少、水喝的又不夠多,或者是因為工作壓力過大所致,人處於焦慮的情況下,交感神經會被刺激,導致腸胃蠕動變慢。反之,如果處於放鬆的狀況下,副交感神經提振,腸胃道就會動起來,也就比較不容易便秘。

老人家有時候使用一些藥物也有可能會造成便秘,像是**鈣離子阻斷劑**或是**某些抗精神病的用藥**等。我自己的阿嬤因為高血壓而長期使用鈣離子阻斷劑,一開始也出現排便不順的現象,不過我鼓勵她改變飲食和多運動,後來症狀也就改善了。

減緩便秘除了浣腸劑,還有很多種瀉劑可以使用,最常見的不外乎是**番瀉葉(Sennoside)**一類的藥物,主要是刺激腸黏膜造成腸蠕動,水分的分泌也會增加,進一步加強排泄,通常都是睡前使用1至2顆,隔天早上起床即可順利解便。不過這個藥物在使用上有一些要注意的地方,首先是有可能會因為腸子過度蠕動而造成不適,另外也有可能使尿液的顏色變深。根據仿單(藥物的說明書),**不建議孕婦使用**這個藥物作為解便藥,同時這個藥物具有耐受性,也就是使用的劑量會逐漸疊高,若長期使用,到最後會變成即使吃很高的劑量,也無法刺激腸蠕動,反而得不償失。

醫師有時候也會開立**氧化鎂**或是**膨脹型的瀉劑**,鎂因為是

体内原有電解質，如果是腎臟比較不好的病人或是本來就有心血管疾病的話，要注意使用後身體有無不適。至於膨脹型的瀉劑主要是配合大量水分攝取，讓藥物吸水後重量變重、體積變大，刺激腸胃同時靠重力的方式把糞便從身體擠出來，不過如果使用**膨脹型的瀉劑要注意不可以跟其他藥物一起服用**，避免因為吸附的效果影響原本要吃藥物的效果。

胃酸過多／胃食道逆流

此外，胃痛的原因除了和上述腹瀉或是便秘有關係，也會受到胃酸過多的影響。據估計，大概有25%的國人有胃食道逆流的問題，也就是4個人之中就有1人有此困擾，如果吃的東西刺激性太高導致胃酸大量分泌，或者是你做了一些行為導致胃酸從胃裡面跑出來，就會造成胃食道逆流，同時也會伴隨一些典型症狀，像是火燒心，因為胃酸逆流上食道刺激食道，病患就會覺得心臟的位置不舒服。長期胃食道逆流的人喉嚨有可能被灼傷，導致吃東西時感到疼痛或者聲音會變沙啞，這些都是伴隨而來的後遺症。

一般治療胃食道逆流的藥品，最常見的就是**制酸劑**，簡單的說就是我們平常會服用的胃乳或是胃散，這種藥物通常為鹼性，可以將胃酸中和，不過因為酸鹼中和是讓胃變得「不酸」，如果腹內食物沒有消化完，等一陣子胃還是會繼續變酸，所以是屬於治標不治本，只能短暫緩解不適的藥品。

H2受體阻抗劑和**氫離子幫浦阻斷劑**，都是可以阻斷胃酸分泌的藥物，相較於胃乳及胃散，對於胃食道逆流更有治本的作

用。不過氫離子幫浦阻斷劑一般都會建議要飯前吃，如果飯後再吃的話，此時胃酸已經分泌了，再來阻斷其實就沒有太大意義。另外，醫師有時候也會開立一些胃黏膜的保護劑，主要成分幾乎都是Sucralfate，這類藥品因為是要保護胃黏膜，也是建議盡量在空腹或者是飯前使用，才有辦法先在胃裡面形成保護層。如果先吃了東西，胃酸開始分泌後，藥物能產生的保護效果自然就變差了。

胃脹氣

有人特別容易胃脹氣，除了可能跟吃容易產生氣體的食物有關，也有可能和飲食習慣有關 —— 像是吃飯時狼吞虎嚥、或是「吃飯配話」把空氣一起吃進肚子裡，造成胃脹氣。另外一個可能的原因就是腸胃道的菌叢太少，需要攝取一些益生菌幫助腸胃維持正常的功能，甚至是因為某些疾病造成的，這就需要找醫師檢查。針對脹氣，最常見的就是成分含有Simethicone的藥，針對脹氣、消化不良等症狀可有緩解之效，主要是因為它可以降低腸胃道氣泡之表面張力，原先附著在腸胃道上的氣泡就會因此破掉，然後隨著打嗝或是放屁把氣體排出體外[6]。

前段提到，**如果常常脹氣也可以考慮平日固定食用益生菌，針對腸胃道的益生菌主要以ABC三類菌為主**，具有各自不同的功效，不過大體來講攝取好菌對於腸胃道菌叢平衡有很大的好處，也可減緩腸胃不適之症狀，可參考本書益生菌章節有更詳細之說明。

6　參考「永信-加斯克兒錠」之仿單說明

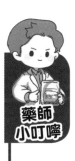

用藥建議／1-3 腸胃藥：釐清症狀才能對症下藥

CH1
CH2
CH3
CH4
CH5

腹痛現象可能與很多疾病相關，民眾如果不舒服盡量不要隨意購買指示用藥服用，建議先詢問過醫師，確認自己的症狀及病況再使用藥物是最妥當的做法。隨意購買胃乳或胃散有可能反而隱匿了症狀，讓原有的問題更加惡化，實在得不償失。

1-4

痠痛貼布．藥膏．噴劑：
舒緩局部疼痛的好選擇

　　銀髮族依看病習慣大概可以分成兩種：一種是每天把醫院當百貨公司逛，深怕哪個櫃位沒有逛到錯失購買良機，比醫院員工上班時間還長；一種是不管生什麼病都不到醫院就診，靠著感冒糖漿、止痛藥膏和貼布止痛，撐到最後一刻也不願踏出家門看醫生。

　　第一種倒是好解決，現在醫師越來越不會讓民眾「消費型購物」，若經判斷真的沒有需求的民眾是會被打發走的。但在家裡都不願意出門的群族就比較麻煩了。之前我做居家服務時，醫療團隊很常「破門而入」才發現老人家已經病了一段時間，趕緊給予治療。有次居家訪視時到了一位阿嬤家，開門發現她額頭上貼了一塊藥布，當下以為是退熱貼，問她是不是發燒，阿嬤呆萌地回說因為頭痛，所以貼了一塊痠痛貼布，不得不說那個畫面真的很可愛。

　　話說回來，因頭痛貼一塊痠痛貼布在頭上到底有沒有效

呢？藥物經過皮膚吸收向下滲透，的確可能有止痛效果，不過還得看是哪一種頭痛而定，如果是頭部撞到腫起來的疼痛，使用外用止痛藥可以有效舒緩局部疼痛，但如果是比較深層的神經痛，效果反而不彰。

痠痛貼布就是止痛貼布

講到痠痛貼布，很多人都會有種錯覺，認為痠痛貼布是「止痠」並非「止痛」，所以可能貼了一塊藥布「止痠」之後再額外吃止痛藥「止痛」，這其實是錯誤的觀念。**痠痛貼布就是止痛貼布，裡面的主成分大部分都是非類固醇消炎止痛藥，和常見口服止痛退燒藥的一模一樣！**會特別提醒這觀念，是因為在發藥的時候常有民眾問藥師：「我有跟醫生說我肩膀又痠又痛需要止痛藥物啊，為什麼他只開痠痛藥布給我？」這才知道原來在民眾心中，痠痛貼布只能止痠不能止痛，藥師很感謝醫院病人時常丟一些「象牙塔外的疑問」，讓我們了解原來醫療人員認為理所當然的事情，其實常常是民眾心中的困擾。

如果已經貼了痠痛貼布又再吃類似成分的消炎止痛藥，可能會達到中毒劑量。之前美國有則驚悚的新聞，有位田徑選手，因為練田徑身體時常痠痛，於是乎全身貼滿痠痛貼布，結果最後竟然因為水楊酸過量中毒而暴斃，讓大家覺得不可思議，這就是對藥物使用不夠謹慎的結果。千萬不要因為覺得局部吸收量比較少，就肆無忌憚亂貼一通，積少成多還是有可能對身體造成大負擔。像X隆巴斯的廣告深植人心，身體痠痛的爺爺奶奶最常貼這個，甚至不少老人家都會把止痛藥膏、貼布以及噴劑視作保養品使用，覺得用吃的對身體有比較大「敗

害」，用貼的就不會，事實上這是一種完全錯誤的想法。**任何外用藥品**，無論是噴劑、貼布、藥膏、乃至於眼藥水、耳滴劑都會經由皮膚吸收進到體內，**最後仍是要經過肝腎代謝**，並沒有所謂外用藥就不會傷害肝腎的說法。

痠痛貼布常含有消炎成分

市面上常見的貼布主成分大多含有薄荷、樟腦以及屬於非類固醇消炎止痛藥的甲基水楊酸，所以可以止痛止癢，也有一定程度的消炎效果。另外醫師很常開立的菲比或富帝芬貼布裡面的主成分一樣是非類固醇消炎止痛藥裡面的Flurbiprofen，除了有不錯的止痛效果更可以消炎，各種關節發炎、肌肉疼痛都可以貼。

貼布其實也有分種類，上述貼布因為有薄荷成分，貼起來有涼涼的感覺，屬於**涼感型貼布**。而**熱感型的貼布**，最常見的像是辣椒膏貼布，因為裡面含有辣椒素，可以阻斷疼痛的訊息傳到神經系統藉以止痛，同時也會讓人覺得熱熱的。貼布劑型還可再細分，一個是**油性貼布**，一個是**水性貼布**。油性貼布通常比較薄，以樹脂當基底，黏性比較強，撕下來的時候會比較痛，類似除毛貼布的感覺；水性的通常會比較厚，但黏附性也較差，過敏反應也比較少。

吸收量：貼布＞藥膏＞噴劑

除了貼布，比較常見的劑型還有噴劑以及藥膏，大部分的

西藥噴劑和藥膏，裡面所含的除了有薄荷等涼性物質外，大多也都含有非類固醇的消炎止痛藥物，與貼布成分大同小異，所以很多民眾會問它們之間的差異為何？其實無論是哪一種都是經由皮膚吸收，而皮膚單次能吸收的量其實是有限的，所以最主要的差異在於**這個藥物能停滯在體表多久，停滯越久能吸收的量就越多**。因為一次可以貼6至8小時，在此段時間內皮膚可以持續吸收藥物進入體內，而噴劑及藥膏是屬於一次性的，必須要多次上藥才能維持效果。不過因為噴劑多是水性，而藥膏除了有乳霜或軟膏基質、也有做成乳膠或是凝膠劑型的，原則上停留在體表的時間會比噴劑久。也因為貼布貼在身體表面會持續釋放藥物進身體，所以其實**不能長期久貼**，除了可能會造成局部皮膚過敏之外，也可能會不知不覺中吸收太多藥量，造成藥物中毒！（沒錯，貼布也是會造成藥物過量中毒的！）

有些人對貼布的材質或是藥物會過敏，若擔心引發過敏反應，不妨於使用前先做過敏測試，可先剪一小塊貼在皮膚上（藥膏的話可小範圍塗抹），等一兩個小時看有沒有出現紅腫熱痛的過敏反應，若有就不建議繼續使用。另外使用外用止痛藥物前盡量先清潔該處肌膚，若是有開放性的傷口不建議直接上藥。如果是因為運動乳酸堆積造成的痠痛，有時候也不一定要直接用痠痛貼布、藥膏或噴劑，也可以於痠痛處熱敷，可以讓身體慢慢舒緩並把過多的乳酸代謝掉就好。

口服止痛消炎藥不宜與貼布併用

常有民眾好奇，外用止痛藥和口服止痛藥，到底哪一個效果比較好？那一個比較不會傷身？其實要看疼痛的範圍有多

廣，如果**身體是多處疼痛或大範圍疼痛，或者是痛的地方沒有辦法貼貼布的話，那最好使用口服藥**，但如果是像脖子落枕，或是不小心腳踝扭傷，此類**局部疼痛可以使用貼布就好**。口服藥是全身性的吸收，身體要花比較多的力氣才有辦法把藥品排出體外，而局部性的吸收量確實比較少而且又可以針對患部集中處理，在這種情況下就建議使用外用藥。

還有如果醫師已經有開立口服的止痛消炎藥，就不建議再額外使用貼布，避免藥量超標，增加肝腎負擔。總之，任何藥物、任何劑型，只要使用不當，就會對身體造成傷害，使用任何藥物前都應該遵照醫師和藥師指示，才是最安全的做法。

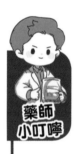

藥師小叮嚀

183通則─正確的貼布使用方法！

使用貼布劑型的止痛藥物時，可以記住183通則，一次只能貼「1」片，一片不可以過「8」個小時，而且一天不要超過「3」次。更保險的方法是把一大片貼布剪成一小片一小片，一次貼一小片在患部。一來可以避免非疼痛處吸收多餘的藥量，二來可以省點荷包避免浪費。

還有一個重點，就是如果有開放性的傷口，不可以直接貼貼布。

使用貼布的時間盡量選擇白天，有的民眾洗完澡後貼了就直接去睡覺，結果整個晚上壓著，起床撕下來發現皮膚紅腫過敏，出現像是尿布疹的症狀。

蚊蟲藥膏・防蚊驅蚊產品：
小小孩不能使用含有薄荷、
樟腦成分之產品

　　身為居家藥師，個人最討厭的工作季節就是夏季，但跳脫這個身分，我最喜歡的季節也是夏季。水上活動向來是我的最愛，舉凡水肺潛水、自由潛水、划獨木舟、SUP、衝浪……都是夏日必做活動。可是為什麼我最討厭在夏天工作？除了夏天動不動就有颱風，颱風下雨時送藥到病人家真的很辛苦，雨後又處處積水，所以各種害蟲開始滋生，特別是蚊子！我的工作場域很大一部分在社子島，讀者若有機會到那裡沿河岸騎腳踏車，很容易沉醉於四周的美景，可是社子島因為禁建的關係，「島內」許多地方荒廢未開發，因此成了流浪漢的聚集地，更成為許多傳染病的溫床，新聞上看到臺北市登革熱的群聚感染，多半都是在社子島。一個下午的訪視，回家身上至少會多出10至15個腫包，可見那裡的蚊子有多兇猛！最辛苦的還是獨居長者，老人家們習慣點蚊香，可是不可能一天24小時點好點

滿，加上蚊香裡面有些化學物質也不宜久聞，阿公阿嬤常常身上東一個包西一個包，天氣炎熱家裡沒有冷氣，被叮了抓破皮更容易發炎，所以去送藥時，往往還會帶些驅蚊神器送給他們，叫蚊子不要欺負老人家。

若幫蚊子冠上「都市大害蟲」稱號應該當之無愧，每個人應該都有被蚊子吵到睡不著的經驗。為了打蚊子半夜硬爬起身，開燈刺眼揮了幾下又打不到，再度熄了燈回去睡5分鐘又飛來，真是不堪其擾。如果家中又剛好有小孩，半夜小孩被叮醒後大哭，便是夜晚最大的惡夢。被蚊子叮後的腫包若忍不住去抓它、擠破它，可能會流膿、感染甚至留疤，大人可能還能忍，但小孩子通常忍不住，像我自己現在腳上還有很多以前小時候不懂事抓破留下的蚊子疤。一般被蚊子叮了，最簡單的方式就是擦蚊蟲藥膏，可是蚊蟲藥膏是一個俗稱，市面上很多種藥膏都號稱可以拿來擦蚊蟲叮咬，但要如何挑選，要取決於被叮之後狀況以及該藥膏是否適用。

薄荷、樟腦、甲基水楊酸對幼兒造成傷害

常見可以拿來擦蚊蟲咬的藥品，像是小護士、萬金油、綠油精等，大概都是家家必備的藥物。可是如果有仔細閱讀過藥物說明書的話，這些藥品若用在年紀比較小的小朋友身上，是要非常注意的！俗稱「小護士」的曼X雷敦其實是一個品牌，不是一種藥物，它有幾款產品大家常常會混為一談。最常見的莫過於綠色的小護士，藥師這輩家家至少都有一罐，主要是針對關節痛、感冒不舒服、蚊蟲咬都有效，可是**綠色的小護士不可以用在兩歲以下的小孩身上**！因為裡面含有薄荷、樟腦還有甲

基水楊酸。嬰幼兒如果使用含有**薄荷**的外用藥物，嚴重會產生呼吸困難或呼吸衰竭等問題。薄荷這種物質亦容易刺激呼吸道產生黏液，不小心就會導致呼吸道阻塞。

樟腦則是會對腸胃道與神經系統產生刺激。若接觸到過大劑量或誤食就很危險。只要誤飲少量樟腦油，小小孩就有可能喪失意識、抽筋。這類藥品裡面的**甲基水楊酸**一樣要很小心，水楊酸中毒往往就是因為過量使用造成的，會進一步影響呼吸或是產生中樞神經中毒等症狀[7]。因此衛福部規定，若外用藥膏含有薄荷、樟腦或甲基水楊酸，禁止兩歲以下的小朋友使用。

小護士有一款藍色包裝的止癢消炎乳膏，小小孩或是孕婦就可以使用，裡面的成分主要是抗組織胺、殺菌止癢劑、還有維生素E、甘草酸等保濕消炎成分，若皮膚乾癢、蚊子叮或是尿布疹均可使用。建議用量一次大概一顆綠豆大小的量，只需要在患處塗薄薄一層就夠了。附帶說明，國人因為喜歡去日本旅遊，即便是一樣的牌子也感覺似乎在日本買的效果比較好，藥師提醒，日本和臺灣的小護士藥膏成分是有差異的，日本有部分產品添加了利都卡因（Lidocaine），這是一種局部麻醉藥，使用在小朋友身上要更小心，畢竟小朋友的肝腎並未發育完全，藥物代謝能力不及成人，雖然是外用藥也可能出現較大的副作用。

像**萬金油和綠油精**也因同樣的理由，**不建議兩歲以下小朋友使用**。綠油精裡面的**冬青油**含有大量帶有**水楊酸**的物質，使用不當容易造成水楊酸中毒。藥妝店裡通常有賣嬰兒專用的蚊蟲叮咬止癢液，在家也可自製小蘇打加冷水讓小朋友敷著止

7　臺安醫院藥訊第八卷第二期，民國105年5月。

癢，否則就要請醫師協助開立其他藥物使用了。一般常見的蚊蟲藥膏裡面主要有幾種成分：抗組織胺、類固醇、抗生素還有局部麻醉劑等。**抗組織胺**最主要功能是**止癢、止過敏**，所以像剛剛講的小護士或是很多皮膚科醫師常開的藥膏，都有含抗組織胺。**類固醇有消炎效果**，不過只能短期使用，長期用皮膚會變薄。若已經抓破皮，有明顯傷口了，醫師有可能開**抗生素**，避免傷口因為感染而惡化，某些軟膏裡面也含有**局部麻醉劑**，若因為被叮咬了真的很痛，就可以適度使用局部麻醉劑，減少痛感，但須經醫師評估過後才可以開立使用。

驅蚊防蚊比被咬後才擦藥更重要

上述都是被叮咬了後使用的藥物，但預防勝於治療，若能讓蚊子根本不想接近，自然就不用擔心被咬之後該怎麼辦。一般民眾居家最常使用的應該是蚊香，除了用燒的蚊香卷，也有蚊香片、液體電蚊香或是懸掛式蚊香片等選擇，裡面的主成分都是「合成除蟲菊精」，可以用來除蚊。現在大家應該比較少用燒的蚊香卷了，因為會造成室內空氣不好，或是讓人吸進燃燒不完全的氣體或有毒物質，所以液體電蚊香問世後，都市裡就很少看到在「點」蚊香了。

除蟲菊精原則上對人體沒有太大傷害，吸進了一點也會被身體代謝出來，不過如果是肝腎功能差的，或是孕婦、嬰幼兒、老人等抵抗力比較弱的族群，建議使用時要特別注意。正確的使用方法是**在睡覺前一小時先開，要睡覺時再把它關掉，並且要記得室內保持通風**，讓空氣流通一陣子再睡覺，開一整晚的蚊香效果不一定比較好，每天晚上都開著不關，不但浪費

蚊香，還會平白無故吸進很多化學物質，增加肝腎負擔，所以孕婦和小小孩最好盡量避免用蚊香類產品，可以用電蚊拍或是蚊帳、光觸媒捕蚊燈等物理性的方式除蚊。

有的爸爸媽媽很擔心小朋友接觸到蚊香而影響發育，但又想要透過藥物除蚊的話，可以選擇某些嬰兒用的防蚊噴霧或是防蚊貼片給幼兒用。市面上買得到的防蚊噴霧大部分是三種成分，一種是**精油類**的，一種是DEET（敵避），另一種Picaridin（避卡呐叮）。精油類的產品比較不適合用在兩歲以下的小朋友身上，雖然宣稱是天然的，但濃度一旦過高就可能對小朋友身體有害，另外防蚊噴霧也不用直接噴在小朋友身上，可以噴灑在小朋友的衣物上進一步達到防蚊效果。成人除非有蠶豆症不能用樟腦，否則其實各類防蚊產品用在一般大人身上都是很安全的。

含DEET（敵避）的產品，根據衛福部建議，成人可選購濃度50%以下的產品，2個月以上的孩童僅建議用10%至30%以下的低濃度防蚊液[8]。Picaridin（避卡呐叮）市面上產品濃度主要為10%至20%，購買之前建議和藥師討論再使用。

曾有一說：蚊子比較喜歡酸性血或是O型血的人，就目前證據看來實為無稽之談。不過體味越濃、身體越容易流汗的人，的確較容易被蚊子攻擊。很多化妝品裡面都有硬脂酸，而很多護膚品都有乳酸，這些都是蚊子喜歡的化學成分，所以出門頂著濃妝或不愛洗澡的人，的確比較容易成為蚊子喜歡的Buffet。

8　衛福部疾病管制署公開資料https://www.cdc.gov.tw/Category/ListContent/soetZ2jnG-A5Oj9H9Z3Ljg?uaid=lpM-ohQzy8T1tURdTI_9sg

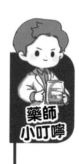

小小孩不可以用含有樟腦還有薄荷類的防蚊產品，會影響小朋友的發育，購買前最好詢問藥師，確定各種產品的濃度適不適合使用。另外蚊香不需要點一整晚，只要睡前點個一小時，然後睡覺時關掉，保持通風就可以達到防蚊效果了。

1-6

氣喘吸入劑：正確長期使用能大大降低死亡風險

　　讓讀者們來猜猜，舉凡電影或電視劇裡面，什麼藥品最常被拿來增加緊張氣氛或是成為救人關鍵？我想答案不外乎兩個，一個是救心的硝化甘油，另一個應該就是氣喘吸入劑了。看到喘不過氣、命懸一線的主角，最後終於用手搆到桌上的吸入劑一吸，或是看到壞人拿刀準備向好人刺下去的最後一刻，結果氣喘發作，最後死有餘辜，都讓人拍手叫好。不過電影裡面出現的吸入劑，主要都是以急性使用的氣喘吸入劑為主，事實上氣喘吸入劑可以根據治療的需求，分成長期控制還有急性緩解兩種，並非都是拿來緊急救命用的。

　　氣喘是一種過敏反應，有時候遇到過敏原，氣管就會劇烈收縮，並且分泌黏液，使得已經狹小的通道更不容易讓氣體通過，進而導致缺氧，嚴重者可能因此死亡。所以事實上，許多有過敏問題的患者也同時患有氣喘，只是有的因為症狀不嚴重或是發作次數不多，並沒有被發現。小朋友若被診斷出氣喘問

題，有時醫師會建議使用吸入劑長期控制，但是許多父母愛子心切，一聽到必須天天使用吸入劑，裡面還含有類固醇、要用很多年且可能看不到盡頭就非常苦惱，也非常抗拒。

氣喘的長期控制藥物

對於氣喘的長期控制，目前臨床上主要使用幾種藥品，分別是類固醇、長效乙二型致效劑（Long-acting β 2-agonist）、白三烯受體拮抗劑和茶鹼類藥物等。根據目前的氣喘治療指引（GINA guideline），長期控制的藥物目前以**吸入性類固醇**（Inhaled Corticosteroids, ICS）**效果最好**，原因是它可以**有效控制發炎，緩解過敏反應，更可以降低急性住院的機率，大大降低死亡風險**，所以成為醫師治療時的第一選擇。但不知是否是受到電視廣告或是刻板印象影響，大多數民眾一聽到類固醇就避之唯恐不及。的確，傳統類固醇的臨床使用，若是大劑量長期使用，有可能會出現一些月亮臉、水牛肩、水腫或皮膚變薄等副作用，但小朋友氣喘第一線的用藥，就是吸入性的類固醇，很多爸媽問說長期使用會不會出現上述問題，甚至會不會增加藥物耐受性，或是讓小朋友長不高呢？

藥師要跟各位爸媽說，只要是醫師開立的吸入性類固醇都可以放心地使用！一般吸入性的類固醇劑量非常非常的低，吸一次的劑量大概只有我們吃1顆類固醇的1/30。一般來說，真的會產生上述類固醇的副作用，是一天服用超過4顆，而且連續長期的服用，才有可能出現較明顯的副作用。換言之，吸一次劑量大概是這個標準的1/120，家長們不用太擔心那些可怕的類固醇副作用，在這種情況下使用是非常安全的。雖然類固醇本身

可能會造成生長抑制，那也只有在很極端的情況下才有可能發生，只要正確使用吸入性類固醇，在建議劑量下，對於孩童的正常生長發育不會有影響，家長可以放心[9]。

氣喘的急性緩解藥物

除了長效控制的藥物，醫師也有可能開立急性緩解的藥物給病人使用，如同前段所言，長期控制的藥物是用來降低發作次數，改善肺部功能為主，但是若是急性發作的話，仍必須要使用短效氣喘藥物。這類藥物主要以速效乙二型致效劑（Short-acting β 2-agonist）、抗膽鹼藥物為主。**速效乙二型致效劑**主要作用在呼吸道的平滑肌上，**可以快速使支氣管擴張，緩解忽然發作的急性氣喘**。急性發作時可以先使用一次，幾分鐘後若是有需求可以再給一次，但如果已經給了數次仍覺得很喘就要趕緊送醫；為了預防運動引發的氣喘，有時候醫師也會建議家長，在運動前先給予小朋友速效乙二型致效劑。有的家長會好奇，既然都有急性緩解的藥物了，那為什麼不乾脆只在需要時給予就好？為何醫師仍開立長效控制型的藥物讓小朋友固定使用？

「如果你的孩子這次段考考了第一名，往後是不是就不用用功唸書了？」藥師有時候會這樣反問家長。事實上根據目前研究，長期使用類固醇控制氣喘，才能有效減少發作次數以及發作的嚴重程度，如果每一次考試都是急就章，沒有按部就班的準備，真的遇到大考時，終究沒有辦法應付。再者，速效乙二型致效劑有其耐受性，如果長期固定使用，其效果會越來越

---

9   Philip J. (2014). The effects of inhaled corticosteroids on growth in children. The open respiratory medicine journal, 8, 66–73. https://doi.org/10.2174/1874306401408010066

差，導致真的急性發作時，使用效果反而不如預期。

常見的吸入劑劑型

另外常見的吸入劑根據劑型，可以分成兩種：定量吸入劑（Metered dose inhaler, MDI）以及乾粉吸入劑（Dry powder inhaler, DPI），在使用上各有其優缺點。

● 定量吸入劑（Metered dose inhaler, MDI）

MDI是利用藥罐自己的壓力，在按壓的同時，把霧狀藥物噴出來，病人不需要用很大的力量吸入，但是它考驗手口協調性，手部按壓的同時必須要同時吸氣，才能讓藥物深吸進肺中發揮效果。藥師在居家照護時，發現很多老人家對於MDI的使用有困難，因為很多長者沒有辦法同時按壓同時吸藥，常常都是先按壓，藥品隨噴霧跑出來了，才想到要吸，想當然爾這樣藥量一定是不足的，所以另一種乾粉吸入劑有時候反而比較適合手口協調性差的人。

● 乾粉吸入劑（Dry powder inhaler, DPI）

DPI在使用上是要透過病人強大的吸力，把藥物吸進肺裡面，所以使用上是先「上藥」，確定藥物已經在吸入劑備妥後，再專心用力的吸藥，這樣一來病患可以一步一步來，不需要同時執行兩個動作。DPI的缺點是病人本身的吸力要夠，才能靠自己的力量把藥物吸到肺裡面，相較於MDI有壓力罐噴藥，

DPI必須完全靠自身的力量，而且也因為這樣，所以急性發作的時候，這種劑型並不適合用在急救。

應放置於通風陰涼且乾燥之處

由於長效的控制必須每天吸入，很多患有慢性肺阻塞的老人家或是有氣喘的小朋友怕忘記吸藥，會把藥物放在每天必經之處，其中一個常見的地方就是廁所，但是廁所本身是非常潮濕的場所，如果使用的是乾粉吸入劑，又將其放在廁所的話，藥品有可能因為濕度過高而結塊，導致沒有辦法正確上藥，或是卡住無法吸進肺部，這樣反而失去控制之效，建議放在通風陰涼且乾燥的地方比較好，像是每日閱讀的書桌上、或是電視櫃上等顯而易見的地方。

在進行衛教時，吸入劑算是很不容易衛教的藥品，原因是有各種不同的藥物和劑型，如果醫師同時開了定量吸入劑和乾粉吸入劑，那病人就必須記得兩種器械的使用方法，只是時常講完一遍，病人還是霧煞煞。幸好網路上有很多示範影片可供參考，如果真的忘記怎麼使用，可以上網看影片照著做就可以避免操作錯誤。

COVID-19疫情大爆發時，藥師在集中檢疫所服務，那時候有很多民眾因為確診就被安排在檢疫所安置，並且給予相對應藥物做治療。還記得那時候有一些生活經濟狀況比較不好的民眾入住，因為呼吸道症狀需求，所以醫師開立吸入劑。在衛教時真的是苦了咱們檢疫所醫療人員，因為吸入劑很難以電話衛教，民眾在沒有視訊設備的情況下，根本無法正確使用，醫療

人員還得穿兔寶寶裝，進入檢疫者房間，手把手的教學，現在想起來真的是十分克難、辛苦又難忘的回憶啊！

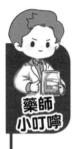

小朋友使用氣喘吸入劑前，要記得先把氣吐光再吸藥，吸藥之後要閉氣個幾秒，讓藥物到達肺部，而且使用過後一定要記得漱口，因為類固醇殘留可能會讓口腔黏膜變薄甚至破損，長期下來可能會造成念珠菌感染等問題。如果擔心忘記漱口的話，可以讓小朋友在早晨起床或睡覺前使用，用完剛好去刷牙漱口。

血糖注射藥物：
正確使用才能避免併發症

　　大家如果有看「親愛的房客」這部電影，大概會對金馬影后淑芳阿姨所詮釋的「秀玉嬤」一角印象深刻。裡面有一幕讓藥師很揪心的是，秀玉嬤嚷嚷著說不要截肢，更令人難過的是她最後還失明了。到底秀玉嬤是因為什麼疾病造成又失明又要截肢的？就是大名鼎鼎的糖尿病。糖尿病是一個可怕的疾病，全世界20歲以上的人口總共有5億多人患有糖尿病，而臺灣大概有200多萬人口有糖尿病，這是一個很驚人的數字，也是因為這樣，所以糖尿病一直高居十大死因排行榜之上。

　　糖尿病主要分成幾類，有第一型、第二型和妊娠糖尿病。糖尿病，顧名思義就是身體沒有辦法妥善處理血液裡的糖分，所以連尿液裡都有糖。如果你發現在野外撒泡尿，結果不久「好鼻師」螞蟻全部圍上來，就要很小心了。

口服藥物優先

第一型的糖尿病又稱做先天型糖尿病，這類的病人身體沒有分泌胰島素的能力，缺乏胰島素身體就沒有辦法儲存血糖，所以必須很早就開始使用藥物；第二型是後天的，像是因為罹患高血壓、高血脂，然後又肥胖不運動的話，身體代謝就會出問題，有時候是胰島素分泌會不夠，有時候是出現所謂的「胰島素抗性」，簡單來說就是身體需要處理的糖分太多了，胰島素的量明明夠卻沒辦法處理，有點像是跨年夜活動結束後去搭捷運，就算很努力的想要擠進車廂，但無論怎麼推擠就是擠不進去，就像是血液裡的糖一樣回不了家，只能待在外面。

糖尿病的口服藥物已經發展非常多年，從早期的二甲雙胍（Metformin）和磺醯尿素類藥物，到近年新的DPP-4和SGLT-2藥物，都是非常方便使用的新型口服藥。

口服藥控制效果不佳則採用注射藥

根據衛福部建議，若使用超過三種口服降血糖藥物治療，血糖控制還是沒有辦法達到預期，就可以加入胰島素治療。

● 胰島素注射

胰島素使用行之有年，從速效到短中長效，根據血糖狀況各有不同的使用時機，主要需要注意的是每一種針劑施打的時間和劑量都不一樣，建議一定要跟藥師再三確認。藥師在臨床

上常常遇到的是病人搞不清楚何時要打多少劑量，常常早上打成晚上劑量，晚上打成早上劑量，這是非常危險的行為，所以病人自身以及家人一定都要特別注意。

● 類升糖素胜肽-1受體促進劑

除了胰島素之外，還有另一類較新型的注射藥物，對於血糖甚至是體重控制能發揮非常好的效果，那就是類升糖素胜肽（glucagon-like peptide-1, GLP-1）受體促進劑的藥物。這是由人類腸道分泌的一種腸泌素（incretin），目的是用來刺激胰島素的產生，胰島素一增加，我們的血糖就會下降，同時還可以降低升糖素，減少體內葡萄糖製造[10]。除了作用於胰臟，對中樞、腸胃道以及心血管系統也有調節作用。

GLP-1可以延遲胃排空，讓食物留在腸胃久一點，使身體覺得好像一直都飽飽的，更可抑制大腦中樞，壓制飢餓感。而且GLP-1的選擇性也多，現在已經有一周一次皮下注射的藥物，可以大大提升服藥配合度及病人生活品質。

不適用GLP-1類藥物的族群

雖然GLP-1類藥物比起傳統胰島素注射有更多好處、副作用也相對更少，不過並不是每個人都適合使用這類藥品。例如：

---

10 目前美國FDA已核准第一支結合GLP-1/GIP(葡萄糖依賴型胰島素刺激多肽)的雙重腸泌素促效劑，臨床顯示對於糖尿病控制有不錯效果，不過目前臺灣尚未開放進口。

1. 個人或家族有甲狀腺髓質癌病史的病人，以及有第二型多發性內分泌腫瘤綜合型的病人，是絕對不可以使用這個藥品的。

2. 備孕、哺乳期或是懷孕婦女也不可以使用[11]，必須要在計畫懷孕前2個月就停止使用。

3. 肝腎功能太差、未成年或是年紀太大的長輩，也不建議使用這個藥品。

　　於使用藥品期間，也必須監測是否有出現胰臟炎、肝指數上升的狀況，因為這類藥物有可能會引發甲狀腺、胰臟的腫瘤，嚴重的話可能是癌症，必須仔細評估以及觀察身體狀況。

GLP-1類藥物的副作用

　　所有的藥品都有副作用，GLP-1也不例外，以臨床試驗來說，很常見的是腸胃道的不良反應，包括噁心、嘔吐、腹瀉和便秘，除此之外，其他一些常見的副作用包括了：頭暈、低血糖、味覺障礙、失眠、口乾舌燥、消化不良或是出現胃食道逆流等，但不是每個人都會出現這些症狀。藥師身邊使用此藥物的朋友或多或少都有出現一些副作用。最主要還是噁心、嘔吐，如果出現無法忍受的情形，可以考慮更換注射時間（但一定要先請教醫師），或是在飲食上面做控制，例如少吃高油又辛辣的食物、避免喝酒或抽菸等。另外，如果不小心注射過量藥物，有可能會發生重度噁心、重度嘔吐等副作用。若劑量施

11　善纖達仿單，https://806.mnd.gov.tw/ph/Med_Web/efiles/ISAXE.pdf。

打過量，請一定要先停止手邊活動，好好休息並觀察自己的狀況，如果是輕微噁心嘔吐，可以休息後看症狀是否有減輕，要是症狀都沒有減輕甚至更嚴重，一定要馬上送醫，醫院會根據臨床表徵和症狀給予支持性治療。

GLP-1類藥物須冷藏儲存

未開封的胰島素或GLP-1筆針都是放冰箱冷藏儲存，但只要拿出來用了就不要再冰回去，放在室溫下直到用完就好，如果夏天家中溫度真的太高（超過30℃），最適當的方法是把筆針放在注射藥物專用保冷袋，或連同保冷劑一起放在有隔熱材質的冷藏包。不過並不是每個人都能隨手取得這些物品（雖然網路上購買很方便），在不得已的情況下，實務上把筆針拿回去冷藏於2℃至8℃，比起放在很熱的環境下更能確保藥物不變質，記得在打之前先回溫一下，打進身體比較不會有不適感。切記，千萬不可以放到冷凍庫保存，也不要把筆針放在車上，避免高溫造成胰島素變質。

學習正確使用方式

使用之前也要看有沒有混濁、變色或結晶，有的話表示胰島素變質了，不可以繼續使用。裝上針頭之後，如果是全新沒有用過的筆，要記得先排除空氣，可以先轉一點劑量，然後壓到藥從針頭頂端跑出來就好，接著進行注射，方式跟打胰島素一樣。因為是要肌肉注射，所以注射部位也要盡量選在腹部、大腿或是上臂，並且要記得針頭要垂直插入皮膚，不要斜斜地

打進去，針頭插入後就可以按下筆身尾端的按鈕，聽到喀嚓後表示藥物打進身體了，這時候也不要急著移開，在心中默數6秒鐘，確保藥品都完整進到身體裡面再移開。務必小心處理空針，避免其他人扎到，用完的空針蒐集後，可以拿到附近的藥物檢收站回收。

　　和使用口服血糖藥物一樣，使用針劑類的降血糖藥物可能造成低血糖，特別是胰島素！藥師在醫院遇過很多老人家進來住院都是因為低血糖，進一步導致頭暈跌倒才入院。簡單來說，如果家人注射了胰島素，開始出現頭暈、眼冒金星，趕快先讓他喝一杯牛奶、半杯果汁或汽水，或者是讓他吃一湯匙蜂蜜或幾顆糖果。如果過15分鐘後還是沒有緩解可以再試一次，若成功緩解了，距離下一餐還有超過一小時的話，也可以讓老人家在這時候吃一些醣類食物，像是白土司或幾片蘇打餅乾等，記得不可以吃太多，否則血糖可能又會衝超標。若真的都沒有緩解，就一定要趕緊送醫處理了！

　　很多糖尿病患者都會擔心是否使用了胰島素就「回不去了」，所以很排斥使用針劑，但是糖尿病的併發症真的不少，如果能因為使用針劑而使血糖穩定共治，便可以避免未來更多共病症的產生，所以不要害怕使用注射型血糖藥物，而在公眾場合遇到有人使用針劑時，也請不要投以異樣的眼光。

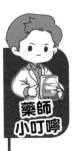

藥師小叮嚀

糖尿病的控制不容易，所以藥物的使用一定要確實，特別是胰島素，絕對不可以三天捕魚兩天晒網。除此之外，飲食一定要改變，除了要均衡，也要盡量少糖少油少鹽，此外最好戒掉菸酒。除此之外，養成定期的運動習慣、定期檢查視力、做好足部照護，都是糖尿病患者要注意的地方。

有時醫師會使用GLP-1作為體重控制的藥物，但因為此類藥物會減緩胃排空，若是遇上治療濃度比較狹窄的藥品併用，就必須特別注意，所以就醫時一定要清楚跟醫師說明自己平日所用的藥物，才能安全使用藥品。

用藥建議／1-7 血糖注射藥物：正確使用才能避免併發症

CH1
CH2
CH3
CH4
CH5

1-8

抗生素：
斬草要除根，一定要吃完療程

如果讓藥師來替「什麼藥品最讓老人家聞之色變」做個排名，抗生素絕對名列前三名。還記得小時候阿嬤總是叫我感冒好了就不准再吃抗生素，到長大當了藥師，還是時常從接觸到的老人家口中聽到類似的告誡，不曉得為什麼，老人家對於抗生素的使用總是十分害怕擔心。事實上，抗生素是身體面臨外來攻擊時很強大的援軍，當敵軍從陸海空進攻時，因應不同的入侵，擬定作戰策略然後使用強大的武器，就是使用抗生素的目的。

種類繁多，藥物機轉也不同

抗生素的英文是Antibiotics，意思是「用來對抗外來微生物的藥物」，不過在藥學的定義上，對抗細菌的才能稱作抗生素，所以對付病毒的藥物，不能稱作抗生素，而應該改稱抗病

毒藥。抗生素種類繁多，而且效果根據機轉也不盡相同，有的抗生素可以直接殺死細菌，有的則是抑制細菌成長，不同的抗生素甚至有除了對抗細菌外的效果，像是免疫抑制或是可以抑制腫瘤活性等。總之，抗生素的種類千變萬化，因應不同的細菌或是感染部位，醫師和藥師必須要很詳細的討論戰略才能夠選擇正確的武器以及攻擊進程，進而將敵人一網打盡。如果沒有選對武器，或是火力不足，就有可能使抗藥性細菌滋長，進一步讓感染部位擴大加深，就是臨床上常常看到局部蜂窩性組織炎變成敗血症的原因。

斬草不除根，春風吹又生

打個比方，相信大部分讀者應該都看過英雄電影，很常在電影出現的一個橋段是，前一代的英雄在打擊敵人的過程中，沒有將敵方完全殲滅，使得惡棍餘黨苟延殘喘地活了下來，而這些餘黨經過數年的沉寂之後成長茁壯，變成了比原本壞人更強的「大魔王」，導致舊有的武器已無法將之消滅，必須仰賴更強大的武器或是主角能力才能維護和平，這個壞人變得強大、難以對付的結果，就是我們所說的「抗藥性」。

為了避免抗藥性的產生，抗生素療程一定要徹底完成。如果沒有照醫師所設定的療程吃完，中間一些具有抗藥性的細菌可能因此倖存，而在停藥後迅速快速繁殖，成為原本藥物無法對抗的新菌種，表面上你可能覺得自己已經好了，但感染信號燈可能並未熄滅，殊不知等到這些有抗藥性的細菌捲土重來的時候，身體就可能從原本局部的感染變成全身性的感染，而且必須要借助更後線的藥物，才能打敗有抗藥性的細菌。

不過很多人會好奇，細菌種類這麼多，針對有抗藥性的細菌應該如何管控？以臺灣為例，衛福部定期都會針對各種常見菌株進行檢測，像是臨床上非常常見的感染源肺炎鏈球菌，根據衛福部研究報告，2016年肺炎鏈球菌對紅黴素（Erythromycin）、克林達黴素（Clindamycin）及四環黴素（Tetracycline）之抗藥比率皆超過50%；對萬古黴素（Vancomycin）及左氧氟沙星（Levofloxacin）之抗藥比率則低於10%。由此可知，使用紅黴素或是克林達黴素治療肺炎鏈球菌感染的效果已經十分有限，必須要用比較後線的抗生素才有較好的效果，換言之，人類的武器正在逐漸消失中，必須要更嚴格的控管抗生素的使用，才有辦法對抗這群「進擊的小巨人」。

抗生素、消炎藥大不同

讀到這裡相信大部分的讀者都已經可以理解，抗生素是用來殺死細菌的。但是仍有很多民眾對於「消炎藥」的定義搞不清楚，往往將它和抗生素混雜在一起。在執業生涯中，幾乎多數民眾都會將「抗生素」和「消炎藥」劃上等號，但事實上，有消炎效果的藥物，更常指的是「類固醇」或是「非類固醇類消炎止痛藥」。

人體如果出現「發炎反應」，表示身體可能受到一些損傷或是接觸到某些發炎因子，使得身體出現一連串防禦機制，包含血管擴張、組織液滲出、出現紅腫熱痛現象等，這些都是身體自我保護機制。使用類固醇或是非類固醇類的消炎止痛藥，可以直接抑制發炎反應，舒緩身體不適感。當然，如果今天入侵身體的外來因子是細菌的話，使用抗生素可以快速殺死細

菌，消滅外來因子。入侵者消失了，發炎反應自然就會停止，只是這種消炎作用是間接性的，抗生素本身並沒有抑制身體發炎反應的效果，所以並不能與消炎藥劃上等號。回過頭來看文章一開始所說的那些害怕抗生素的老人家，應該是將抗生素與類固醇混為一談，而將那些長期使用類固醇的副作用——月亮臉、水牛肩等直接張冠李戴，套到抗生素身上，才讓抗生素蒙上不明之冤。

　　人類與細菌的戰爭持續已久，許多抗藥性的細菌不斷出現，導致原先藥物的選擇性越來越少，等到有一天出現我們無法應付的超級細菌，那人類的麻煩就大了！所以依照醫師的醫囑，把抗生素老老實實地吃完，才是守護地球最好的方式！

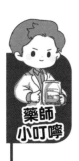

藥師
小叮嚀

無論感染症狀是否已經好轉，抗生素一定要依照醫囑服用完畢，切勿自行停藥。另外小朋友使用的抗生素藥水有可能因為體重關係，在療程結束後仍有剩餘，家長請勿自行當作常備藥，更不可以倒入馬桶中，應該妥善蒐集好後送至醫院或是社區藥局的藥物檢收站回收，以免造成生態汙染。

~CH2~
暖氣藥師的
常用保健食品建議

走進藥局或藥妝店，琳瑯滿目的保健食品映入眼簾，

每種看起來都需要，到底該怎麼挑？

跟著藥師一起從最常見的維生素開始，

接著進入益生菌、維骨力、膠原蛋白、褪黑激素等章節，

了解這些營養保健品的功能是否符合自身需求，

讓它們在你的健康路上發揮助力。

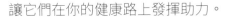

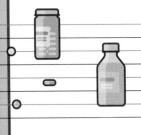

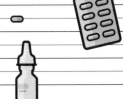

2-1

維生素B群：
最熟悉的陌生人

　　講到保健食品補充，許多人心裡第一個想到的就是維生素B群，藥師和民眾聊天時也發現，很多人喜歡補充B群，因為在多數人心目中，它是很重要的維生素，可是若細問他們為什麼想要主動補充B群，大部分人卻答不上來。會回答的，幾乎都說：「因為吃了之後，精神體力比較好啊！」可是很多人不知道，其實B群是由一整群不同的成員組成的，裡面每一個所發揮的功能和扮演的角色都不同，你的身體可能只缺其中幾個，並不需要每個都補，甚至有一些你平常已經不小心補過頭，有些副作用已經悄悄找上了你。「什麼！B群不是水溶性的嗎？多喝水不就排掉了嗎？」如果你的記憶仍然停留在這個概念，不妨再多深入了解一下這個「最熟悉的陌生人」吧！

　　B群是一種輔酶（Coenzyme），也就是輔助身體進行新陳代謝的酵素，人體是沒有辦法自行合成這些輔酶的，不是靠食補就是靠藥補。所以吃B群之前要檢視的是，自己平日的飲食是否

均衡？六大類食物都有足量攝取嗎？確認自己是否因為特殊飲食習慣而造成特別缺乏某些B群成員，再來進一步補充才是比較合適的做法。

B群主要成員有8個，分別是B_1、B_2、B_3、B_5、B_6、B_7、B_9和B_{12}。這時候就會有人問了，那B_4、B_8、B_{10}和B_{11}怎麼消失了呢？其實維生素B的「編碼」可以多達20幾號，可是後來發現有些並非人體所需，或是與我們所認知的B族成員相去甚遠，就不被列入建議補充的項目中。以下分別針對各個成員進行介紹：

B_1：周邊神經、心臟、酒精代謝相關

這是一個與神經相關的B群維生素成員，**分布在心臟和骨骼肌，主要和周邊神經、心臟、酒精代謝有關係**。過往臺灣曾經發生民眾因為缺乏B_1造成腳氣病集體爆發的事件。「腳氣病」聽起來似乎和腳有關係，事實上這是一種神經疾病。一旦B_1缺乏，就可能會產生精神不振、體重下降、手腳無力、運動失調等症狀，甚至有可能會造成心律失常。坊間有種說法，喝酒前要補充B群，其實補充的就是B_1，因為它和酒精代謝有密不可分的關係。酒精本身會降低B_1的合成和吸收，但偏偏酒精的代謝又跟B_1有關，所以長期喝酒的人體內的B_1自然就少，導致酒精代謝變慢，近一步造成肝臟損傷，所以喝酒前可以補充B_1就是這個道理。有些民眾因酗酒，可能缺少B_1而產生一種叫做「韋尼克氏腦病變（Wernicke's Encephalopathy）」的疾病，造成意識障礙、眼球肌肉麻痺、認知障礙等。

其實不只是喝酒的人需要補充B_1，有慢性疾病（像是糖尿病

或是長期洗腎）的人，也要注意B₁的補充。一般來說，一天攝取1至2毫克的B₁就夠了，不過因為現代人飲食不均衡，所以市面上比較高劑量的B₁產品大概都在30毫克以上，一天只要不攝取超過100毫克，其實都是可以接受的範圍。

B₂：參與身體各種氧化還原反應

B₂又叫做核黃素（Riboflavin），主要**參與身體各種氧化還原反應**。一般來說，缺乏B₂可能產生的症狀包括口角炎或是眼瞼炎、結膜炎、舌炎等，也可能會出現一些皮膚症狀，像是脂漏性皮膚炎。簡單來說，如果想要維持皮膚或是眼睛的健康，體內的核黃素就必須充足，市面上很多眼藥水都會添加B₂就是這個道理。

記不記得平常吃B群的時候，尿液都會變色？藥師曾經遇過幾位民眾拿著他們的B群來問：「我是不是買到假貨了？為什麼我吃了之後尿尿都沒有變黃？」B₂既然叫做核「黃」素，就代表它是有顏色的，所有成員裡面只有它會讓尿液變色，也就是說，如果吃的產品裡面不含B₂或是含量過少，基本上尿液就不會變色，並不是如同民眾所說，買到假貨了！

根據衛生福利部食品藥物管理署出版的「國人膳食營養素參考攝取量」，每日建議攝取的B₂約為2毫克，多吃一些也不會有太大的問題，根據2017年一個系統性回顧研究[12]，每天攝取400 毫克的B₂對於偏頭痛可能有一定的改善效果，除了耐受性

---

12 D.F. Thompson PharmD, Prophylaxis of migraine headaches with riboflavin: A systematic review, Journal of Clinical Pharmacy and Therapeutics, Vol. 42, Issue 4 , 08 May 2017.

好，成本也低，不過大劑量攝取可能產生一些腸胃道症狀，像是出現噁心、腹瀉或是上腹痛等。

B₃：強化皮膚屏障功能、膽固醇代謝

B₃又叫做菸鹼酸（Nicotinic acid），主要**跟強化皮膚屏障功能、膽固醇代謝有關**。在皮膚方面，對於改善皮膚毛孔、膚色、細紋等有幫助，甚至也有研究證實，對於皮膚癌預防也有其效果[13]，所以它是市面上**許多美膚產品的常見成分**。

除此之外，對於膽固醇的代謝也有其效果，降低膽固醇的藥物中，有一種就是以菸鹼酸化學結構為基礎合成的，不過該藥是處方藥，必須要醫師開立才能使用。許多民眾會從國外攜帶大劑量的維生素B₃回來使用，這點藥師並不建議，因為大劑量的B₃雖然對降低膽固醇有一定的效果，但是也有其副作用，包含熱潮紅或是肝指數上升。所以和B₁、B₂不同，B₃在使用上必須要特別注意劑量，一天攝取劑量盡量不要超過50毫克[14]。如果想要降低膽固醇，建議還是就診後使用醫師開立的藥物最安全。

13　Andrew C. Chen et al., A Phase 3 Randomized Trial of Nicotinamide for Skin-Cancer Chemoprevention, N Engl J Med 2015; 373:1618-1626 DOI: 10.1056/NEJMoa1506197 October 22, 2015

14　周孫鴻（2020），保健食品，吃對量了嗎？成分解析100問！，台北市，漢珍數位圖書。

B₅：多數人不須額外補充

B$_5$又稱為泛酸（Pantothenic acid），人體必須要靠泛酸才能合成輔酶A，進一步針對身體的各項營養素進行代謝。多數B群保健食品都不會以B$_5$標示，所以很多人不知道泛酸其實也是B族成員之一，基本上這是一個非常普遍的維生素，自然界廣泛都找得到。基本上臺灣人的飲食條件已經很好，就算是飲食不太均衡的民眾也不太容易缺乏泛酸，不過市面上有一些保健食品特別強調泛酸，然後將價格拉高許多，並不是說泛酸不重要，而是如果國人飲食都不缺乏的話，實在沒有必要額外花錢補充泛酸。

不過近年來泛酸的另一個形式「泛醇」（Panthenol），則對於改善皮膚問題有不錯的效果，因為它可以加強皮膚屏障、提高肌膚保水性、甚至可以協助傷口修復，而出現在各大美容保養品成分中，成為熱門的品項。不過泛醇必須要經過皮膚吸收才能展現其功效，口服補充泛酸的意義其實不大。

B₆：新陳代謝，維持神經健康

B$_6$是非常重要的B群一員！身體許多新陳代謝都要靠B$_6$，像是**維持紅血球的健康、協助色胺酸轉變成為菸鹼素、維持神經穩定**都需要它。缺乏B$_6$的話可能會出現一些神經症狀，像是神經痛或神經炎，或是顯現在外觀，像是面無血色、皮膚變差、脂漏性皮膚炎或口角炎，在心情上也可能會有影響，出現情緒低落、無精打采等現象。臨床上也會單獨使用B$_6$讓病人補充，特別

是使用Isoniazid（用於治療肺結核的抗生素）的病人，因為有可能出現周邊神經炎、四肢出現麻木或是刺痛感，這時候就需要補充維生素B_6。

不過也有人不適合大量補充B_6，像是有在使用癲癇用藥Phenytoin或是帕金森氏症用藥Levodopa的病人就要避免大量攝取，不然可能會降低原本藥物的治療效果。衛福部建議，正常人一天只要攝取2毫克的B_6就可以了，不建議補充過多。根據研究[15]，長期每日服用超過250毫克的B_6，就可能出現中毒的現象，更大劑量的攝取（如超過1000毫克／天）甚至有可能出現行走困難的狀況。缺乏B_6和B_6中毒的症狀其實十分類似，會出現一些周邊神經病變導致四肢麻木甚至刺痛，也會伴隨一些身體失衡失調的症狀，臨床上出現中毒現象時並沒有解毒劑，不過停止使用一段時間後，原則上症狀會消失。就是因為缺乏B_6和B_6中毒的症狀很像[16]，所以如果有民眾以為自己是缺乏B_6，然後大量補充，結果出現B_6中毒現象，再重複前述的動作，長久下來，就有可能出現不可逆的神經傷害。

B_7：人體皮膚和毛髮合成的重要維生素

B_7又稱為生物素，是**人體皮膚和毛髮合成的重要維生素**，時常出現在很多護髮護甲產品裡面。雖然是毛髮指甲等重要的維生素，但是**事實上人體缺乏維生素B_7的情況非常稀少，基本上不需要額外補充**，過量補充B_7可能會影響檢驗報告，使報告不準

---

15 Adam Hemminger; Brandon K. Wills., Vitamin B_6 Toxicity,Treasure Island (FL): StatPearls Publishing; 2022 Jan-.

16 周孫鴻（2020），保健食品，吃對量了嗎？成分解析100問！，台北市，漢珍數位圖書。

確。因為很多檢驗都是透過生物素原理，一旦大量服用B_7就有可能出現「假數值」，讓你以為身體並沒有大礙，其實是因為檢驗出了差錯，無法如實呈現身體狀況，導致病人延誤就醫。

根據美國食品藥物管理局（FDA）的建議[17]，民眾一天攝取不超過30微克的生物素並不會影響檢驗結果，但是有些強調護髮護膚的保健食品可能添加大量的生物素，就可能造成影響。如果民眾平時吃的保健食品裡面含有大量的B_7，若遇有抽血檢驗需求，建議停用2至3天，等抽完血再繼續服用。

B_9：造血系統不可或缺的功臣

B_9就是葉酸。葉酸是**合成紅血球重要的物質**，和B_{12}都是體內造血系統不可缺乏的兩種維生素。無論是缺乏葉酸或是B_{12}都有可能造成巨球性貧血，容易出現缺氧、頭暈目眩、臉色蒼白、心悸、頭痛等症狀。一般人缺乏葉酸的機會比較小，根據衛福部建議，每人每天可攝取400微克的葉酸，不過一般飲食均衡的民眾，從食物中攝取的葉酸通常都已足量。

真的會缺乏葉酸的主要是三個族群：懷孕婦女、惡性貧血患者以及洗腎病患。若缺乏葉酸，小小孩容易出現先天性的神經管缺陷，造成脊椎和大腦發育不完全的症狀，所以很多醫師會建議懷孕的婦女要補充葉酸，備孕的婦女每天可攝取400至600微克，等到第一孕期之後可以考慮吃600至800微克。

而洗腎病患因為透析的關係，時常會缺乏水溶性維生素，

17 MedWatch-The FDA Safety information and Adverse Event Reporting Program, Biotin(Vitamin B7)：Safety Communication-May Interfere with Lab Tests.

CH1

CH2

CH3

CH4

CH5

常用保健食品建議／2-1 維生素 B 群：最熟悉的陌生人

所以洗完腎的當天醫師常會開立5毫克（也就是5000微克）的葉酸讓患者立刻服用，惡性貧血患者的補充劑量也是5毫克。這裡藥師必須要提醒的是，洗腎以及惡性貧血患者所補充的葉酸為5000微克，而一般人建議的補充劑量往往都不會超過1000微克，如果隨意補充大劑量的葉酸，可能會因為葉酸中毒導致身體不適，甚至無意間增加自己身體細胞癌化的風險[18]。

B₁₂：造血、神經系統重要角色

B_{12}又稱作鈷胺素（Cobalamin），和前述的B_9一樣都**是造血系統非常重要的一員**，如果缺乏都有可能會造成巨球性貧血。老人家常常會因為缺乏B_{12}，而導致末梢循環不好，而出現手腳麻木的狀況。B_{12}也**和認知以及記憶力受損有關**，有研究認為這可能與老人家失智相關[19]，所以高齡長者適當補充B_{12}，除了對於神經系統有幫助，以學理的角度來看，對於預防失智症應有所助益。茹素的人因為飲食中比較容易缺乏B_{12}來源（大部分是動物性食物），建議也可以適量補充B_{12}。根據衛福部的建議，成年人一天B_{12}可以補充2.4微克，不過因為現代人飲食不均衡，生活作息不正常，就算補到一天40至50微克也沒有問題。

18 Cornelia M Ulrich, Folate and cancer prevention: a closer look at a complex picture, The American Journal of Clinical Nutrition, Volume 86, Issue 2, August 2007, Pages 271–273,

19 Jatoi, S., Hafeez, A., Riaz, S. U., Ali, A., Ghauri, M. I., & Zehra, M. (2020). Low Vitamin B12 Levels: An Underestimated Cause Of Minimal Cognitive Impairment And Dementia. Cureus, 12(2), e6976. https://doi.org/10.7759/cureus.6976

雖是水溶性維生素，仍不宜過量補充

很多人到藥局買B群時都會問一個問題：「我如果晚上吃，會不會因為精神變好導致睡不著失眠？」事實上B群裡面的成員大部分對於神經都有安定的效果，如果缺乏的話反而會難以入眠，但又精神委靡。所以若你的飲食不均衡，適當補充B群可以讓精神維持穩定狀態，無論是在清醒時刻工作或是睡眠都能夠事半功倍，所以不用擔心晚上攝取B群會造成失眠。

在很多人的觀念裡，認為B群是水溶性的，吃多了不傷身，這其實是一種錯誤的想法，無論什麼樣的物質吃進身體，都需要透過代謝才能排出體外，水溶性的維生素大量攝取，會造成腎臟的負擔。現在很多藥廠為了要讓B群在身體裡停留久一點，會進行化學結構修改，把原本水溶性的維生素改成脂溶性的。好處是不會因為攝取過多水分而被排除，反之，如果大量攝取，可能會因為停留比較久，造成副作用的加強以及延長，反而讓身體更加不舒服，所以無論是哪一種維生素都必須適量攝取，不要過量。

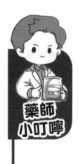

藥師
小叮嚀

B群裡面的成員眾多，在民眾不知道自己身體是否有缺乏的情況下，建議不要隨意大量補充，購買時可以多看看營養標示，上面通常有該產品的每日參考值百分比，可以參考上面的數字，選購適合自己的產品來使用。如果不知道該怎麼選擇，也可以請教藥局的藥師，由藥師協助您選購，讓您的身體更健康！

維生素C：功能眾多，人體最重要的水溶性維生素

CH1
CH2
CH3
CH4
CH5

常用保健食品建議／2-2 維生素C：功能眾多，人體最重要的水溶性維生素

在大航海時代，水手們向外探索新世界，往往一趟就是一年半載，因為物資缺乏，水手們在海上漂流過久，沒有辦法取得蔬果，於是容易出現像是虛弱、手腳疼痛、感覺非常疲勞等壞血病的症狀，這些症狀如果不及時進行治療，可能會惡化進而出現貧血、牙齦疾病、頭髮出現變異以及皮膚出血等。隨著病情進展，發生一有傷口就不容易癒合的情形，生理情緒皆受到影響，甚至有可能因為感染或出血而死亡。水手們最後發現吃些檸檬，補充了足夠維生素C，症狀很快就獲得改善，因此維生素C又叫做抗壞血酸。

容易補充，卻經常缺乏

現代人雖然很輕易就可以補充到維生素C，但是體內維生素C的含量可能遠比想像中少，一般來說身體的維生素C「庫存」

大概在1500毫克左右[20]，但身體一天所消耗的量可能就高達數百毫克，所以幾天沒補充很快就彈盡糧絕。

一般人什麼情況下會特別想要補充維生素C？我猜應該是感冒的時候吧。坊間有很多說法是感冒的時候補充維生素C可以增加痊癒速度，甚至可以預防感冒。這種說法雖然在醫學上不能被認為是正確的治療法，但是卻有其道理。根據研究，**維生素C對於免疫系統功能的提升有很大的幫助**，除了因為它本身是一種很強的抗氧化劑，可以保護身體免於內外在的氧化傷害，還可以刺激免疫中性球（為白血球的一種，在免疫系統中扮演很重要的角色）快速跑到感染的部位，增加吞噬的作用，儘速消滅外來病原體，保護身體，所以在免疫調節中扮演關鍵角色。2017年的研究指出，維生素C能透過增強各種免疫細胞功能來預防和治療呼吸道以及全身感染，可見生病的時候適當補充維生素C有其必要性[21]。雖然能因此提升免疫力，維生素C並沒有治療症狀的效果，咳嗽、流鼻水時不吃藥只吃維生素C，並不會讓症狀消除，所以不要迷信以為有維生素C就萬事OK了。

而維生素C除了有很強的抗氧化功能，還是合成膠原蛋白不可或缺的成分，也就是說如果想要讓皮膚ㄅㄨㄞ ㄅㄨㄞ，除了補充膠原蛋白生長因子外，也必須要有足夠的維生素C才有辦法生成膠原蛋白。除此之外，很多民眾經常補充的綜合維生素，裡面的鈣質和鐵質也都要在身體有足夠維生素C的前提下，吸收率才會高。

20　衛生福利部國人膳食營養素參考攝取量及其說明+第七版（100年修訂）

21　Carr AC, Maggini S. Vitamin C and Immune Function. Nutrients. 2017 Nov 3;9(11):1211. doi: 10.3390/nu9111211. PMID: 29099763; PMCID: PMC5707683.

CH1

CH2

CH3

CH4

CH5

常用保健食品建議／2-2 維生素C：功能眾多，人體最重要的水溶性維生素

高溫是致命傷

不過維生素C有一個致命傷，就是高溫下它的結構會被破壞，進一步降低效果。市面上有許多綜合感冒藥都會添加維生素C，除了可以增強免疫力之外，也可以增加藥品本身抗氧化的能力，讓藥物效果持續更久，有一些做成粉劑方便民眾沖泡來喝，一般藥師都會提醒民眾不要用高溫沖泡。所謂的高溫指的是幾度呢？大概是攝氏50度左右，超過這個溫度維生素C效果就會不見。同樣道理，民眾如果想要泡檸檬水喝來補充維生素C，不要使用溫熱的水，除了破壞檸檬的維生素C，高溫可能也會溶出檸檬皮裡一些有苦味的物質，反而讓口感變差，所以下次和姐妹們去喝下午茶時，想要喝個水果茶補充維生素C，應該就很清楚要點冰的，不是點熱的了。

左旋C？左型C才對

「左旋C」的迷思也是在選擇維生素C時，很常令民眾誤會的資訊，市面上很多產品廣告都會標榜自己帶有左旋C，搞得現在大家都有一個觀念，認為只有左旋C的產品才是人體可以吸收的維生素C，但這個觀念其實是錯誤的。維生素C根據化學結構的旋光性可分成「左旋」及「右旋」，其中只有「右旋C」真正可被人體吸收利用。其英文名稱或學術名稱為L-Ascorbic acid，其中「L」指的是分子立體結構上屬於「左型」，與旋光性質無關，將L-Ascorbic acid直接翻譯成「左旋C」是不正確的，應該稱為「**左型C**」才對。臺北市衛生局曾經在半年內，針對數百

件因為廣告誇大或不實之產品不給予廣告核准。食藥署也曾經發文要求業者必須要使用正確的名稱,以免誤導民眾,所以正確來說應該是「**右旋左型C**」才有效,那些寫自己是左旋C,同時有「燃燒脂肪、消除黑眼圈、預防甚至治療癌症……」等說法,都已經超過原本補充維生素C的效果,希望大家不要誤信,以免跌入不肖廠商的陷阱,而白白花錢或是錯失治療良機。

吸菸者、孕婦及剛動完手術者應提升補充量

維生素C的每日建議攝取量到底是多少呢?根據衛福部的國人膳食營養素建議攝取量,每人每天至少要攝取100毫克的維生素C,以水果來說,**每天攝取2份以上就可以獲得足夠的衛生素C**,**舉例一天吃2至3顆奇異果或是柳丁**,身體就不太可能缺乏維生素C,不過針對特定族群,補充量可以向上提升。

癮君子絕對是要特別補充維生素C的族群,根據研究,一天抽20根菸的人,即便攝取一樣多的維生素C,體內的維生素C只有非吸菸者的三分之二,而且研究也指出[22],吸菸者比起非吸菸者,往往會攝取更多的脂肪以及更少的蔬果類食物,導致維生素更低。

---

22 Jens Lykkesfeldt, Stephan Christen, Lynn M Wallock, Harry H Chang, Robert A Jacob, Bruce N Ames, Ascorbate is depleted by smoking and repleted by moderate supplementation: a study in male smokers and nonsmokers with matched dietary antioxidant intakes, The American Journal of Clinical Nutrition, Volume 71, Issue 2, February 2000, Pages 530–536,

根據一篇統合分析研究指出[23]，每多攝取100毫克的維生素C，可以多降低7%罹患肺癌的風險，不過這個結論尚需要更多的證據支持。除了癮君子，剛動完手術的患者或是產後婦女因為需要大量生成膠原蛋白，建議也可以多補充維生素C，運動選手因為身體新陳代謝快速，也建議可以多補充，不過補充的上限一天不要超過2000毫克，攝取過多的維生素C有增加結石的風險，所以雖然維生素C是水溶性而且也相對安全，但吃太多確實會造成腎臟負擔，建議適量補充即可。

發泡錠劑型最好吸收

而維生素C的產品，市面上有發泡錠、口嚼錠，甚至還有塗抹的，不同劑型應該怎麼選用也是民眾常常有的問題。原則上最好吸收的劑型是發泡錠，維生素C是一種吸收率非常高的維生素，所以市面上無論是化學合成或是天然萃取的，在體內的吸收效果並沒有什麼差異，所以不需要特別買天然萃取的維生素C。另外一次給予高濃度的維生素C，吸收效果可能不如預期，**多次小劑量的攝取會比一次大劑量的攝取更能發揮效用**。

很多美白產品宣稱內含維生素C，擦了可以透過皮膚吸收。維生素C的確是可以透過皮膚吸收，但是產品本身的濃度和穩定度要夠高，不然效果其實很有限。另外很多保養品加入維生素C其實是為了保護產品本身不要變質，不見得是為了要讓你透過皮膚吸收而添加的，可不要因為這些噱頭就傻傻當了冤大頭。

---

23 Luo, J., Shen, L. & Zheng, D. Association between vitamin C intake and lung cancer: a dose-response meta-analysis. Sci Rep 4, 6161 (2014).

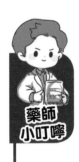

藥師
小叮嚀

維生素C的發泡錠切記不可以用熱水泡，因為會破壞維生素C的化學結構，導致主成分的流失。另外感冒時不能只吃維生素C，生病的症狀還是要搭配適當的藥物才能緩解，不要把維生素C當成特效藥，記住，它只是保健食品！

CH1
CH2
CH3
CH4
CH5

常用保健食品建議／2-3 維生素D＋鈣：相輔相成，國人攝取狀況亟待改善

2-3

維生素D+鈣：相輔相成，國人攝取狀況亟待改善

　　以前在醫院做臨床照護時，很常遇到老人家因為骨折入院，這些長者往往骨密度都不高，抽血檢驗發現他們的鈣質和維生素D也都遠低於標準，一旦不慎跌倒，骨頭就斷了。所以後來居家照護時，若遇到長者問我要補充什麼保健食品，我一律都先回答「維生素D加鈣」！維生素D和鈣質的補充，不只對高齡長者重要，事實上，對於成長中的孩子、懷孕中的婦女、運動員、或是工作壓力大的上班族一樣重要。

　　根據衛福部國民營養健康狀況變遷調查成果2017至2020年的報告中指出[24]，男女性不分年齡，維生素D均未達建議攝取量，發育期的男性7至18歲攝取量，竟然是所有同性別年齡層最低的，只有達到建議足夠攝取量的44%至48%，女性也一樣，青春期的國人女性維生素D的攝取遠低於建議足夠攝取量，大概只有4成。原本藥師以為許多家長都會讓孩子在成長中補充足夠的

24　https://www.hpa.gov.tw/Pages/Detail.aspx?nodeid=3999&pid=15562&sid=11145

鈣質，但根據報告顯示，鈣質是國人攝取狀況最差的礦物質，4歲以上國人的攝取量都低於標準，以成長中的青少年為例，13至18歲的男性只達到建議攝取量的4成左右，而女性更低，竟然不到4成，攝取量遠遠不足；而年長者的補充情形同樣離標準甚遠，換言之，平均至少一半的臺灣人體內維生素D和鈣是不足的。這份報告讓藥師看了實在很擔心。

維生素D是到最近幾年，大家才意識到它的重要。吃進身體的鈣必須要透過維生素D才能吸收，目前已經有不少研究指出，維生素D除了增進鈣質吸收，在保護心血管、降低癌症發生及死亡率、調節胰島素濃度或維持穩定的情緒等都有其作用，雖然也有學者認為這些結論有待商榷[25]，維生素D並沒有想像中的那麼神奇，不過維生素D嚴重缺乏所產生的問題是確實存在的。缺乏維生素D會出現的問題包括肌肉無力、骨頭痛並容易發生脆弱性骨折，嚴重的話也可能出現低血鈣或低血磷、小兒佝僂症及成年軟骨症，實在不可小覷[26]。缺乏鈣會發生的問題，除了佝僂症和軟骨症，也會有抽筋或是神經傳導相關的症狀，所以運動員的鈣質補充非常重要。

25 Bouillon, R., Manousaki, D., Rosen, C. et al. The health effects of vitamin D supplementation: evidence from human studies. Nat Rev Endocrinol 18, 96–110 (2022). https://doi.org/10.1038/s41574-021-00593-z

26 鄧雯心、宋晏仁、劉瑞瑤、黃信彰，淺談維生素D缺乏及不足，家庭醫學與基層醫療，第二十九卷，第一期。

CH1

CH2

CH3

CH4

CH5

常用保健食品建議／2-3維生素D＋鈣：相輔相成，國人攝取狀況亟待改善

獲得維生素D的途徑

一般獲得維生素D的途徑有以下幾個：

● 晒太陽

晒太陽是最簡單省錢的方式，基本上只要每天在清晨或是黃昏有太陽的時候，到外頭露出四肢晒個15至20分鐘，就能補充到足夠的維生素D，不過臺灣北部時常陰雨綿綿，出太陽的日子並不多，所以根據調查，北部人體內的維生素D濃度平均低於南部人，再者，許多女性同胞出門都會擦防晒霜，市面上的防晒產品原則上一擦，晒再多太陽都沒效，而老人家因為皮膚受器功能已經退化，往往晒太陽也不能獲得很好的效果。

● 補充保健食品

最便捷的方式還是補充保健食品，根據衛福部出版的國人膳食營養素參考攝取量，建議從出生到50歲以下之民眾，維生素D的每日足夠攝取量為10μg (400 IU)／天，51歲以上建議量為600 IU／天，1歲以下小朋友以25μg (1000 IU)／天、成人以50μg (2000 IU)／天為上限。

● 食補

維生素D若要由食物中獲得，可以多補充鮭魚、秋刀魚、蟹黃、豬肝食物，素食者可以多吃菇類（如黑木耳），裡面也含有豐富維生素D。

鈣質的補充

國人很常從牛奶或是其他的飲食中獲取鈣，若要攝取鈣的補充品，建議可以先扣除飲食中比較大量的攝取（如奶粉或豆漿），再評估需要額外補充多少鈣質。根據衛福部建議，1至3歲兒童一天至少補充500毫克的鈣、4至6歲為600毫克、7至9歲為800毫克、10至12歲為1000毫克、13至18歲為1200毫克、19歲以上為1000毫克。由於鈣攝取過多也容易造成結石、血管鈣化或是心血管疾病的問題，所以根據政府所建議的上限量，0至6個月每日總鈣攝取量不要超過1000毫克、7至12個月不要超過1500、一般孩童及成人不要超過2500毫克（包含孕婦及哺乳婦女），以避免鈣攝取過多帶來的副作用。

2022年國家衛生研究院有一篇研究指出，在動物實驗中，如果給予大量的維生素D會增加小鼠的失智風險，於是很多媒體爭相報導，指稱老人家如果補充太多D有可能會失智，而該研究團隊的負責人有出面說明澄清，研究中所使用的是「活性維生素D3」，與一般民眾攝取的維生素D營養補充劑不一樣；而且雖然透過健保資料庫分析發現，高齡長者攝取過量活性D3會有比較高機率罹患失智症，也不能因此推論攝取維生素D3會導致失智症。再者，如同開頭所述，國人其實普遍缺乏維生素D，只要不要超過建議上限量，基本上不需要擔心有風險。

鈣的化合物有非常多種，市面上有的包含碳酸鈣、磷酸鈣、海藻鈣、葡萄糖酸鈣及胺基酸螯合鈣等。以吸收率來說，胺基酸螯合鈣最高，大約80%，但是產品中的鈣含量最低，而碳

酸鈣的鈣含量雖然高達4成，但是吸收率可能只有25%左右[27]，建議購買前可以先做功課，或者是直接請教藥師每一個產品的鈣含量以及吸收率為何，再根據自己的荷包衡量買哪一種產品的CP值最高。

軟膠囊劑型最佳

同樣市面上維生素D的產品有很多種，包括有膠囊、口含錠、軟糖、粉末甚至還有膜衣錠等，比較好吸收的劑型其實是軟膠囊或是滴劑，而且建議可以跟鈣片一起吃。吃的時機，因為維生素D是脂溶性的維生素，可以跟食物一起吃，來增加吸收。另外除了直接購買維生素D產品，也可以靠魚肝油來補充，裡面有豐富的維生素A和維生素D，是一個不錯的選擇。

27　微笑藥師網 https://b303094004.pixnet.net/blog/post/303526692

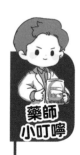

藥師
小叮嚀

一般人無法知道自己有無缺乏維生素D及鈣質，最簡單的方式就是到醫院去抽血檢驗。維生素D有分成D2和D3，根據目前研究，一般認為D3的吸收及利用率較佳[28]，但這只是初步結論，必須要經過更縝密嚴謹的驗證才能下定論。不過由於D3大部分存在於動物性食物中，而D2主要是從植物中提煉，茹素者可以考慮補充維生素D2的產品以及海藻鈣。

28 Tripkovic, L., Lambert, H., Hart, K., Smith, C. P., Bucca, G., Penson, S., Chope, G., Hyppönen, E., Berry, J., Vieth, R., & Lanham-New, S. (2012). Comparison of vitamin D2 and vitamin D3 supplementation in raising serum 25-hydroxyvitamin D status: a systematic review and meta-analysis. The American journal of clinical nutrition, 95(6), 1357–1364. https://doi.org/10.3945/ajcn.111.031070

維生素E：抗氧化大將

　　水溶性的維生素C具有抗氧化的功能，這點幾乎已成為基本常識，而脂溶性的維生素裡面也有一個具有抗氧化的能力，那就是維生素E。維生素E是生活中很常見的維生素，除了很容易藉食物補充外，許多再製品裡面也會添加，不過再製品裡面加入的維生素E是當成防腐劑使用，而且劑量都很低，並不適合作為營養補充劑的選擇。維生素E因為其抗氧化能力，使得近年來很多美白產品都會添加，強調能抗老、消除自由基，事實上，維生素E在人體中還有很多不同的功用，像是抗凝血、或是增強免疫力等。

可提高生育能力

　　其實維生素E一開始被認為有提高生育的效果，所以有另一個名字叫做「生育醇」。天然的維生素E有8種形式，其中以 α -生育醇（Tocopherol）最能夠被人體利用。維生素E的確跟生育能力有關，缺乏維生素E的人如果適當補充，可以促進分泌性激

素，讓男性同胞的精子活力和數量增加；在女生身上也有效果，缺維生素E的女生適當補充的話，雌性激素濃度會增高，這也就是為何我們說維生素E可以提高生育能力，甚至可以預防流產。

前段提到因為維生素E有防腐功能，所以被添加到許多再製品中，其實正確來說它並不是防腐劑，而是一種抗氧化劑。防腐劑的作用是避免微生物產生，一般要產生微生物都是含水量比較高的食物。以市面上的泡麵產品為例，脂溶性的維生素E主要是要防止泡麵裡的油脂腐壞，若打開泡麵包裝時聞到油耗味，多半是因為維生素E已經失效了，所以不宜食用。

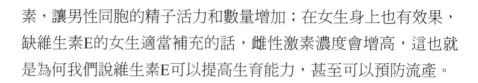

對抗自由基

維生素E之所以有穩定細胞的效果，是因為有對抗自由基的能力，其實說「對抗」有一點不正確，應該說維生素E有修補外牆的能力。自由基過多的話，人體細胞容易產生突變，進一步癌化。以維生素E來說，因為它有酚的結構，利用其上的 OH基釋出一個H+和一個電子，使自由基變成較穩定的化合物，而不會攻擊身體細胞[29]。簡單來說，自由基就像是外牆缺一塊磚頭的房子，看到別人家的外牆很完整，就想去偷別人家的磚塊，所以正常細胞遇到自由基就像家裡遭小偷一樣，一旦外牆磚塊被偷走變得不完整之後，就容易損壞，這個時候維生素E就成了專門修補外牆的建商——自由基缺磚塊是嗎？沒關係，我身上很多，我送你一塊，你不要去偷別人的——大概是用這樣的原理，來保護我們身體的細胞。

29　黎孝韻、曾國慶，自由基及抗氧化物功能的探討，藥學雜誌95期第24卷第2期

脂肪攝取過少或吸收不良者易缺乏

缺乏維生素E會怎麼樣？其實一般人如果日常飲食都正常，維生素E不太會有短缺的狀況。哪些人比較容易缺乏？像是脂肪攝取過少或是吸收不良，就會影響到脂溶性維生素的吸收，不只是維生素E，連其餘的維生素A、D、K也會受影響。另外像是嬰兒、孕婦或是年長者，也有可能因為身體吸收機能不好或是補充不夠而導致維生素E缺乏。一般如果是短期或是少量缺乏，身體不太會有什麼明顯反應。若是嚴重缺乏的話，可能會產生周邊神經病變，人會很容易疲勞痠痛、產生肌肉衰弱、運動失調、視網膜病變以及免疫反應受損等。

前面提及E是跟生殖有關的維生素，所以一旦缺少，可能引起男性性功能低下、前列腺肥大、不育症等。懷孕的媽媽若維生素E攝取太少，肚子裡面的胎兒缺乏維生素E，可能導致貧血或血球不穩定、甚至破掉。有些女性會擔心產後乳汁分泌不足的問題，維生素E也是製造泌乳激素的原料，可促進發育期女性乳腺的發育。另外可能很多人不知道，維生素C和E是密不可分的兩個維生素。**身體只要有攝取足夠維生素C，就可以將那些已經氧化、使用過的維生素E還原**，繼續發揮抗氧化的效果。雖然平常人不太會缺乏，但如果長期營養不良或者是長期抽菸的人，身體的維生素C一旦不夠，連帶的維生素E也可能會不足。

事實上維生素E是一個很容易攝取的維生素，不像維生素B群一樣，有些人體無法製造，也不容易從飲食中獲取。維生素E基本上存在堅果類及穀類的食物中，像是核桃、杏仁、腰果等，家裡炒菜煎魚時很常用的葵花油、葡萄籽油、小麥胚芽油

裡面也富含維生素E，所以常吃堅果類或是本來飲食就有這些油脂的人，大多不會缺乏維生素E。

天然萃取方式優於化學合成

如果怕自己缺乏維生素E，可以靠保健食品來補充。有些民眾為了減肥而完全不碰油，如果偏偏又不愛吃堅果，可能就會缺乏維生素E。而市面上維生素E保健食品主要分成兩種，一個是天然萃取，一個是化學合成，以維生素C來說，基本上天然萃取和化學合成的人體吸收率差異不大；可是維生素E就有差別了，根據研究，維生素E是「天然欸尚好」，化學合成的吸收效果比較差[30]，但是天然的也比較貴就是了。

根據衛福部的攝取建議，4至6歲的小朋友每天建議攝取量是6毫克，7至15歲的小孩是8毫克，成年人每天建議攝取量是12毫克。孕婦可以多吃一點點，達到14毫克，前述有提及因為維生素E跟泌乳有關係，所以哺乳的媽媽可以吃到15毫克！一天的上限攝取量，小朋友200至300毫克，成年人為1000毫克。有一些產品的標示方式不是用毫克表示，而是用IU（國際單位），簡單記的話，一天攝取量大約落在100至400 IU其實就足夠了，多吃對身體並沒有益處。

跟其他的保健食品一樣，維生素E過與不及都不好，如果吃

30 Cheng, K., Niu, Y., Zheng, X. C., Zhang, H., Chen, Y. P., Zhang, M., Huang, X. X., Zhang, L. L., Zhou, Y. M., & Wang, T. (2016). A Comparison of Natural (D-α-tocopherol) and Synthetic (DL-α-tocopherol Acetate) Vitamin E Supplementation on the Growth Performance, Meat Quality and Oxidative Status of Broilers. Asian-Australasian journal of animal sciences, 29(5), 681–688. https://doi.org/10.5713/ajas.15.0819

太多對身體會造成某些副作用或是潛在的傷害。很多人是吃了綜合維生素之後，又再補充單方的維生素，不知不覺就吃過量了，常見維生素E吃過量的副作用有：頭痛、噁心、腹瀉、視力模糊、性腺功能障礙或是尿裡面肌酸排出增加，簡單的說就是不僅影響腎、也影響肝。有在吃抗凝血藥物的人也要小心攝取維生素E，因為它會加強抗凝血藥物的作用，老人家平常比較容易跌倒，一不小心受傷，傷口就可能血流不止，遇到緊急狀況時還蠻危險的。另外根據某些臨床研究，每天吃高劑量，也就是吃超過400 IU維生素E的人，罹患前列腺癌的風險會提高[31]。

除了不要補充過頭，還有哪些人原本就不適合額外補充維生素E呢？如果有動手術的需求，在**手術前一段時間盡量停止補充維生素E，因為它會讓傷口比較不容易癒合**。除此之外，因為它是脂溶性維生素，必須靠肝臟代謝，所以肝功能不好的朋友，也不建議再過量攝取含有脂溶性維生素的保健食品，包含A、D、K等。至於有心血管、中風病史或是視網膜發炎等情況的民眾，建議攝取之前先諮詢過醫師或藥師的意見比較安全。

31 Klein, E. A., Thompson, I. M., Jr, Tangen, C. M., Crowley, J. J., Lucia, M. S., Goodman, P. J., Minasian, L. M., Ford, L. G., Parnes, H. L., Gaziano, J. M., Karp, D. D., Lieber, M. M., Walther, P. J., Klotz, L., Parsons, J. K., Chin, J. L., Darke, A. K., Lippman, S. M., Goodman, G. E., Meyskens, F. L., Jr, … Baker, L. H. (2011). Vitamin E and the risk of prostate cancer: the Selenium and Vitamin E Cancer Prevention Trial (SELECT). JAMA, 306(14), 1549–1556. https://doi.org/10.1001/jama.2011.1437

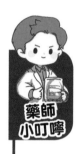

藥師
小叮嚀

平常愛吃堅果或是用植物油、堅果油煮飯的人，不用刻意攝取維生素E的保健品，除非你的飲食習慣裡都沒有這些東西才需要考慮。

而有特殊病史或是有在吃抗凝血劑的朋友，補充維生素E的時候要特別小心，應先諮詢過醫師再決定要不要補充，因為凝血功能過低對身體造成的潛在危機很大。

CH1
CH2
CH3
CH4
CH5

常用保健食品建議／2-5 益生菌：好菌越多，壞菌就消失了

2-5

益生菌：
好菌越多，壞菌就消失了

相信大家都有喝過養樂多吧！養樂多的廣告總是告訴我們，喝了之後，可以幫身體帶進數億好菌，可以整腸健胃、幫助消化，所以從小我們對益生菌的第一個印象多半是可以顧腸胃。但現在去藥妝店逛一圈，會發現益生菌的功能遠超過我們的想像，有的說可以調整過敏體質、有的改善免疫功能、有的讓身體血糖血脂穩定，或是標榜女生吃了可以預防私處感染，甚至還有可以改善情緒的，林林總總、多不勝數。

事實上益生菌不像一般藥品，它沒有特殊的化學結構可以在體內產生各種「藥性」，所以機轉和藥物並不相同。根據目前科學家的推論，益生菌可能以幾種作用方式保護人體：首先它可以在體內造成物理性的屏障、抵禦「邪惡大軍」。舉個例子來說，一棟大樓如果原本住滿壞人，那房東多找一些好房客入住，改變居住風氣和環境，漸漸地，惡鄰也會自己搬走。除此之外，好房客越多，社區水準上升後，優質的鄰居就會花更

多力氣維護社區的居住品質，除了定期倒垃圾（如同好菌協助把毒物排除，更會產生各種維生素及營養物質），同時又會加強社區維安（如同好菌協助減少發炎反應，增加抵抗力）。

雖然地球上有非常多種細菌，但是可以拿來吃進身體，對我們有益的其實並不多，而且絕大多數都是乳酸菌。不過生物技術日新月異，除了乳酸菌之外，現在也有很多新的菌種被培養出來，給予人體不同助益。益生菌最常見的效果主要還是以腸胃道為主，以下介紹最常見的A、B、C三種菌，以及經過實驗證實有效的益生菌。

A菌（嗜乳酸桿菌）

A菌全名叫做**嗜乳酸桿菌**，英文是Acidophilus，這是我們身體本來就有的一種菌，平常會存在腸道或者是女性的陰道中，可以抑制陰道黴菌的生長、控管腸道環境，針對幽門桿菌、沙門桿菌這些容易造成腸胃道感染的壞菌有良好的抵抗能力，當然也可以維護環境，讓腸胃道維持完美pH值，藉以減低這些壞菌進入身體的機會，讓體內各種細菌維持完美的平衡。

不過A菌吃太多也是會有隱憂的，像是可能會讓小腸細菌過度生長，反而會引發脹氣的問題。

B菌（雙歧乳酸桿菌）

B菌又叫做**雙歧乳酸桿菌**。它不單指一種細菌，很常聽到的比菲德氏菌（Bifidobacterium）或龍根菌、雷特氏菌等，指的都是B菌。此類益生菌最主要的功能是維持腸道菌叢生態平衡，幫助排便順暢，對於腹瀉也有很好的預防以及改善效果。之所以稱為雙歧桿菌，是因為它有個類似Y的分岔，可以嵌在腸壁上形成保護膜。喜愛出國旅遊的人可能聽過「旅行者腹瀉」，這是一種水土不服造成的腸胃問題，這個時候使用B菌產品就有機會改善這個問題，可以當成出國常備品。

C菌（乾酪乳酸桿菌／凱式乳酸菌）

C菌的中文叫做**乾酪乳酸桿菌**或是**凱式乳酸菌**，英文稱為Casei菌，這個菌具有一項A、B菌都沒有的特色，那就是很能占地為王，而且還很好養！一旦住進身體裡面就很難請走它，還好它是一尊福神，只要它在人體內，壞菌就不容易住進來。C菌主要可以幫助緩解一些腸胃道不舒服的症狀，也有抑制身體釋放過敏物質的能力，提升免疫力。

一般來說ABC這三種菌，最主要的功能還是拿來整腸健胃用，如果要針對過敏的話，不以C菌為主。從小喝到大的養樂多，裡面所含的代田菌，就是C菌家族裡面的益生菌，普通養樂多一瓶有一百億的代田菌，原則上一天喝一瓶就夠了，再加上養樂多本身含糖量並不低，多喝的話反而會對身體造成負擔。

LP菌（副乾酪乳桿菌）

　　LP菌全名是**副乾酪乳桿菌**，學名是Lactobacillus paracasei，這隻菌株是近幾年的熱門產品，主要是針對降低過敏反應，特別是過敏性鼻炎，這隻菌最有名的親戚就是市面上常見的LP33。過敏性鼻炎患者因為體內的Th1和Th2細胞不平衡，造成免疫球蛋白以及免疫細胞的變化導致眼鼻過敏症狀產生[32]，而LP33根據研究可以平衡Th1和Th2細胞，降低某些過敏或發炎的反應，所以可以輔助調整過敏體質、免疫調節等效果。

　　根據2015年一篇系統性研究指出，在幾種標榜對過敏有效的益生菌試驗中，LP菌對於改善過敏性鼻炎、降低眼鼻過敏症狀、提高生活品質有明顯的效果[33]，長期服用的話可以替我們的身體建立一個強健的堡壘，如果遇到換季或是搬家，難免會因為環境因子改變造成過敏，平時就有使用LP菌的人，相較之下就有機會降低過敏的發生率！

LGG菌（鼠李糖乳桿菌GG株）

　　LGG菌跟LP很像，也是一個對於某些皮膚過敏有助益的益生菌，特別像是異位性皮膚炎。LGG全名是「**鼠李糖乳桿菌GG株**」，學名是Lactobacillus rhamnosus GG。通常LGG可以黏附

32　Steiner N, C, Lorentz A: Probiotic Potential of Species in Allergic Rhinitis. Int Arch Allergy Immunol 2021;182:807-818. doi: 10.1159/000515352

33　Zajac AE, Adams AS, Turner JH. A systematic review and meta-analysis of probiotics for the treatment of allergic rhinitis. Int Forum Allergy Rhinol. 2015 Jun;5(6):524-32. doi: 10.1002/alr.21492. Epub 2015 Apr 20. PMID: 25899251; PMCID: PMC4725706.

在腸上皮細胞，並透過調節多種生物信號保護腸上皮細胞，避免腸道受損傷。有研究指出：LGG中有90多種蛋白質，與生物膜形成、重塑細菌細胞壁和免疫調節相關[34]。根據一篇系統性研究指出[35]，如果媽媽生育前就吃LGG，產後於哺乳期繼續吃，小朋友斷奶後仍接著吃，可以大幅降低寶寶罹患異位性皮膚炎的機會。不過這個益生菌對於降低氣喘或是一般過敏、流鼻水可能效果不彰，甚至有研究指出可能還會加重得到這些疾病的機率[36]。另外，剛剛講的ABC三種都是吃一兩個星期就有感，但LP或LGG往往需要更長時間才能體會到差異。

另外前面有提到A菌可以抑制陰道黴菌生長，那如果女生想要保養陰道的話，還可以使用哪些益生菌產品呢？最主要有兩隻，一個是鼠李糖乳桿菌 GR1株（Lactobacillus rhamnosus GR-1），另一個是洛德乳桿菌 RC-14（Lactobacillus reuteri RC-14），根據2015研究指出，這兩隻菌可以有效對抗引起陰道感染的念珠菌[37]，而且研究設計很完整，可信度高。在臺灣也曾做過研究，2016年台灣婦產科醫學會雜誌的研究論文指出，使用這兩隻細菌，可以有效防止產婦分娩前B型鏈球菌感染，此菌被

34 Yan F, Polk DB. Lactobacillus rhamnosus GG: An Updated Strategy to Use Microbial Products to Promote Health. Funct Food Rev. 2012 Jun;4(2):77-84. PMID: 24795791; PMCID: PMC4006995.

35 Rather IA, Bajpai VK, Kumar S, Lim J, Paek WK, Park YH. Probiotics and Atopic Dermatitis: An Overview. Front Microbiol. 2016 Apr 12;7:507. doi: 10.3389/fmicb.2016.00507. PMID: 27148196; PMCID: PMC4828648.

36 BibTex MLA APA Chicago Güvenç, I.A., Muluk, N.B., Mutlu, F., Eşki, E., Altıntoprak, N., Oktemer, T., & Cingi, C. (2016). Do Probiotics have a role in the Treatment of Allergic Rhinitis? A Comprehensive Systematic Review and Metaanalysis. American Journal of Rhinology & Allergy, 30, e157 - e175.

37 Chew, S. Y., Cheah, Y. K., Seow, H. F., Sandai, D., & Than, L. T. (2015). Probiotic Lactobacillus rhamnosus GR-1 and Lactobacillus reuteri RC-14 exhibit strong antifungal effects against vulvovaginal candidiasis-causing Candida glabrata isolates. Journal of applied microbiology, 118(5), 1180–1190. https://doi.org/10.1111/jam.12772

認為是嬰兒出生前後感染及死亡的重要原因，在孕婦身上會造成無症狀的菌血症、尿道感染，而持續服用此類益生菌可以大大降低該風險[38]。如果持續使用的話，可以有效改善陰道感染的狀況，對於預防陰道炎、尿道炎等，有一定的效果。建議有需求的女性可以選擇這兩隻益生菌的產品來使用。

益生菌使用的注意事項

● 隨餐吃最無百害

有關益生菌，藥師很常被問到的問題，就是益生菌怎麼吃？是要飯前還是飯後吃呢？我們先想一下，益生菌吃進去經過腸道時可能會遇到胃酸而被破壞，所以避免胃酸變成一個需要考慮的點。關於這個問題有不同觀點，有的專家認為隨著食物吃比較不會被胃酸影響，但藥師也有看過產品標榜說空腹吃反而會提升吸收。我想回歸到胃酸是最大的破壞因素，加上大家可能會忘記吃，藥師覺得隨餐吃最簡單。不過為了避免這個問題，現在很多廠商的益生菌都有做成特殊劑型，何時吃皆可，若還是不放心，建議可以問藥局藥師或是看產品說明書確認一下。

---

38 Ming Ho et al., Oral Lactobacillus rhamnosus GR-1 and Lactobacillus reuteri RC-14 to reduce Group B Streptococcus colonization in pregnant women: A randomized controlled trial, Taiwanese Journal of Obstetrics and Gynecology Volume 55, Issue 4, August 2016, Pages 515-518.

● 避免配熱湯、熱飲

益生菌大部分都怕高溫，所以不可以配著熱湯、熱飲一起使用，否則都還沒碰到胃酸就死光光。

● 服用抗生素期間不要吃

抗生素是用來殺細菌的，益生菌和抗生素一起吃剛好彼此抵銷，留下原本感染你身體的細菌在逍遙，所以建議抗生素治療期間不要吃益生菌。

● 菌數要足夠

在購買益生菌的時候，除了菌種，菌數也很重要。成人一天建議要吃10億到100億才足夠，如果菌種對了但菌數太少效果也不好。

● 避免糞腸球菌和屎腸球菌

購買時一定要注意有沒有糞腸球菌和屎腸球菌這兩種菌，雖然過去認為這兩種菌可以當作益生菌使用，但是食藥署已經把這兩種菌列入限制使用的名單。原因是某些腸球菌對於一個很後線的抗生素——萬古黴素有抗藥性，有時候臨床上能不能治療感染的關鍵就在於這些後線的抗生素（對於「抗藥性細菌」有效的抗生素，對於廣效型之前線抗生素無效的細菌需以「後線抗生素」治療）有沒有效，若因腸球菌對於抗生素的抗藥性加重了醫院院內感染的問題，那後果就不堪設想了。

• 膠囊劑型最佳

購買時除了要注意菌種、菌數，還要注意劑型，一般來說膠囊最好，因為可以避免胃酸侵蝕。錠劑就比較不推薦了，因為用機器壓出藥錠的過程中，有可能因為高溫高壓而破壞了細菌活性。

• 注意專利編號

細菌也是有身分證的喔！例如說LP33，LP是細菌的名稱，33就是它的菌株編號，另外很多產品也都會附上它的專利編號，有了菌株編號和專利編號，你就可以去查詢這些菌是不是真的有經過相關可信任的研究，去得到廠商所宣稱的結果，甚至現在也有菌數檢驗的證明告訴你含量不是騙人的，如果你自己不會查也沒有關係，請藥局的藥師幫忙，我相信大部分的藥師都會很願意協助的！

• 不是人人適合

那是不是每個人都適合吃益生菌呢？其實不是！像免疫力低下的人或者是早產兒、接受器官移植或是化療的人，都是屬於自身抵抗力差的族群，就不適合吃益生菌。今天在我們肚子裡乖巧的益生菌如果跑到血液或經過血液跑到其他器官，造成器官感染例如心內膜炎、肺炎或敗血症等那就麻煩了！當然這只有在免疫力差的人身上比較容易發生，一般民眾不太需要擔心，但還是要注意，抵抗力差的時候不要隨便吃益生菌。

常有民眾詢問，益生菌是不是應該多菌種服用，以增加效

果？事實上，腸胃道的「居住空間」有限，本來就不可能讓所有住客都入住，若是一次入住各國不同人種的居民，雖然提升了多樣性，但是有可能因為每種菌數過少，而無法發揮預期效果，所以藥師建議可以針對自己有需要的菌種去攝取補充，菌種不用多，但是好菌的數量決定益生菌的效果。

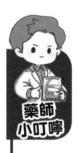

坊間益生菌常常標榜很多保健效果，請記住這些都只是輔助，甚至很多都沒經過大型的臨床試驗，請不要認為益生菌可以取代藥品。有時候小朋友腸胃炎、拉肚子，醫生會開益生菌而不是抗生素，這是正常的處置方法，請爸爸媽媽不用擔心。

另外，如果有長期吃益生菌的習慣，當醫生決定開抗生素時，也可以跟醫師討論看需不需要暫停或是隔開吃。

維骨力：潤滑關節內腔，
改善退化性關節炎

　　走進藥局的老人家，有8成以上都會詢問「維骨力」這種產品，的確，維骨力適合上了年紀的長者補充，不過有個非常重要的觀念需要釐清，那就是許多人誤以為「維骨力」=「鈣片」，所以前來詢問的有不少都是因「骨質疏鬆」而來。多年前有一句廣告詞很紅：「我吃阿蓋，我有健康的膝蓋」，很多人因此以為「阿蓋」就是鈣質，殊不知，阿蓋是在賣葡萄糖胺的！

　　葡萄糖胺和鈣質究竟有什麼不同？讓我們先了解最基本的骨頭結構。人體的骨頭分成「硬骨」和「軟骨」，硬骨就是很硬，由鈣質組成的那種（吃藥燉排骨的那種大骨）；而軟骨，存在於兩根硬骨頭中間，使之連接、活動的區域，沒錯，就是讀者所想到的「關節」！

　　人體的關節主要由軟骨以及中間一些潤滑的成分所形成，每當肌肉牽動骨骼時，兩根骨頭之間的關節就可以做出不同角度的轉動，硬骨間之所以不會摩擦受傷，有賴於關節中間這些

CH1
CH2
CH3
CH4
CH5

常用保健食品建議／2-6維骨力：潤滑關節內腔，改善退化性關節炎

潤滑、填充的物質。我們每一刻的行動都會導致這些軟骨和關節磨損，潤滑物質逐漸減少。年輕的時候再生能力比較強，不會有大問題，但隨著年紀增長，再生功能變差，長期入不敷出的結果，硬骨逐漸靠近、摩擦導致發炎反應、疼痛感出現時，就是我們所稱的「退化性關節炎」，嚴重的話還有可能會產生骨刺，而且這個疾病普遍來講，女生罹患的機率大概是男生的兩倍。

葡萄糖胺及軟骨素　潤滑關節腔

退化性關節炎的治療，藥物部分主要以非類固醇的消炎止痛藥（NSAIDs）和類固醇為主。因為是發炎，所以使用具有消炎效果的藥物是首選，例如Celecoxib或是Etoricoxib等COX-2選擇性抑制劑。如果因有慢性腎臟病、過敏或其他原因不適合使用NSAIDs類藥物，就可以使用類固醇來消炎。

不過止痛消炎只能減緩發炎狀況以及降低疼痛反應，並不能消除關節炎的成因。那應該要怎麼做才能夠治本呢？這時候可以考慮補充「葡萄糖胺」或是「軟骨素」等物質來增進關節腔內的潤滑。

首先我們要先分清楚，葡萄糖胺、玻尿酸、軟骨素、膠原蛋白之間錯綜複雜的關係。維骨力，也就是葡萄糖胺，是葡萄糖胺聚合糖（GAG）的原料，GAG是關節軟骨主要成分之一，其實玻尿酸或是軟骨素都是GAG的成員，看到這裡，你應該會驚訝，原來維骨力和玻尿酸以及軟骨素是一脈相傳、彼此有密不可分的關係！所以吃葡萄糖胺就是為了要補充原料，來製

造這些GAG，讓關節不要這麼容易磨損。很多人會覺得吃葡萄糖胺效果不好，那是因為人開始老化，合成玻尿酸能力也會下降，如此一來吃再多葡萄糖胺，效果其實也不會太好。

原本葡萄糖胺是健保有給付的藥品，不過從2017年開始，健保就將葡萄糖胺轉換為指示用藥。根據醫學專家評估，使用葡萄糖胺對於退化性關節炎的「治療」效果不明確，也就是說因為退化性關節炎使用葡萄糖胺，可能沒有辦法達到醫學上「治療」的目的，所以不再繼續支付每年高達一億兩千萬元的葡萄糖胺藥費。這樣的決議並不是代表葡萄糖胺沒有效果，而是效果因人而異，也不是每個退化性關節炎的病人都能夠靠補充葡萄糖胺去解決病因。真正治本的方式，其實是**進行關節鏡手術、高位脛骨切骨矯正術以及人工關節置換等手術才能達到治本的效果**。也有一些醫師選擇**在病人的關節中直接注射玻尿酸，增加關節潤滑的效果**，是另一種治療選擇。不過如果把葡萄糖胺當作是預防性的補給，還是一種可行的選擇。

產品選擇多元

市面上的葡萄糖胺有非常多劑型，有粉劑、膠囊等可選擇。一般來說，粉劑的劑型吸收效果比較好，不過相對來講對胃的刺激也比較大，所以如果吃了葡萄糖胺的產品容易脹氣的話，其實吃膠囊就可以了。而且膠囊的價錢，跟粉劑相比便宜很多。

原則上什麼時候吃都可以，擔心腸胃刺激的話就在吃飯中間或飯後吃。葡萄糖胺一天建議劑量可以吃1500毫克左右，多

一些或少一些都可以。這邊還有一點小提醒，**大部分的葡萄糖胺都是從蝦子螃蟹的甲殼裡面提煉出來，但是多吃這些帶殼類海鮮是沒辦法補充葡萄糖胺的**，因為沒有經過提煉的話，無法吃到所需要的量。素食者以及吃海鮮會過敏的人，可以考慮選購以植物為原料（像是玉米）製成的葡萄糖胺產品。

複方更好

市面上的葡萄糖胺產品，大多是複方，常見到的會加入像是軟骨素、甲基硫醯基甲烷（MSM）、非變性第二型膠原蛋白（Undenatured Collagen Type II，簡稱UC-II）等物質。這些物質都是存在於軟骨、結締組織或是關節潤滑液的成分，所以一起吃的效果更佳。

前文提過軟骨素，也是一種葡萄糖胺聚合糖（GAG），對於增加關節補充液有助益，建議一天可以補充1200毫克。

MSM是一種有機硫化合物，除了是組成軟骨的成分，本身也有消炎、對抗自由基以及免疫調節的功效，有些研究甚至指出[39]，它可以增強運動能力和身體機能，甚至有改善過敏以及預防癌症的潛力，想要補充的話，一天補充不超過4公克都是相當安全的。

39 Butawan, M., Benjamin, R. L., & Bloomer, R. J. (2017). Methylsulfonylmethane: Applications and Safety of a Novel Dietary Supplement. Nutrients, 9(3), 290. https://doi.org/10.3390/nu9030290

UC-II則是一種膠原蛋白，大多從雞軟骨中萃取，根據2020年一項研究指出[40]，針對退化性關節炎，使用UC-II比葡萄糖胺以及軟骨素的補充劑效果更好，每日建議的服用劑量為40毫克左右。

房子住久了難免會有些地方需要修繕，身體也是一樣。適當的補充葡萄糖胺以及相關保健食品，可以讓身體結構更加穩健，才不會等到鋼筋水泥開始崩落時，只能整組拆掉重練。

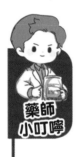

人的身體是靠著附著在骨頭上的肌肉去牽動身體活動，如果肌肉的量足夠、耐力夠好，對於關節有保護的作用，所以很多醫師都會建議老人家要多少做一點重量訓練，目的就是要透過訓練，增加關節柔軟度與增強肌力與耐力，更可以延長身體的「使用年限」。

40 Gencoglu, H., Orhan, C., Sahin, E., & Sahin, K. (2020). Undenatured Type II Collagen (UC-II) in Joint Health and Disease: A Review on the Current Knowledge of Companion Animals. Animals : an open access journal from MDPI, 10(4), 697. https://doi.org/10.3390/ani10040697

CH1
CH2
CH3
CH4
CH5

常用保健食品建議／2-7 膠原蛋白：不只變美，身體維持穩定更是需要它！

膠原蛋白：
不只變美，身體維持穩定更是需要它！

　　華人很常有「以形補形」的觀念，所以對於壯陽吃鞭、開智慧吃腦這些事情已經見怪不怪了。近年來，很多女性因膠原蛋白流失而盡力補充膠原蛋白，企圖把已經消逝的歲月再度補回臉上。以傳統科學的角度來看，膠原蛋白也是蛋白質的一種，跟吃肉吃蛋一樣，補充進去的蛋白質，經過胃酸分解成為小分子的蛋白質，再進一步被分解成胺基酸，最後在腸道吸收。如果從這個角度來看，特別補充膠原蛋白似乎效果有限，也有畫蛇添足的疑慮，尤其很多廠商宣稱「吃某產品可以刺激膠原蛋白增生」，就更讓人疑惑，以往看起來可笑的「以形補形」觀念，為什麼成為醫美界的風潮？真的有效果嗎？這點要從膠原蛋白所扮演的角色說起。

不只美容，對人體結構也不可或缺

膠原蛋白隨著年齡增長會逐漸老化、萎縮，而讓皮膚出現皺紋，年輕人的皮膚之所以可以又緊又有彈性，就是因為有滿滿的膠原蛋白。膠原蛋白的生成主要由纖維母細胞以及維生素C所合成，隨著年齡增長，纖維母細胞合成膠原蛋白的效率越來越差，如同建築物的鋼筋水泥一旦失去了原有的韌性，牆壁就會出現裂痕或是壁癌，水泥開始剝落、鋼筋開始損壞，整棟建築逐漸變成危樓，最後甚至崩塌，因此膠原蛋白的老化，成為很多女性同胞的惡夢。

膠原蛋白是一種結構性的蛋白質，目前自然界已經發現數十種，其在人體內最主要有三種類型：第一型膠原蛋白是最常見，也是分佈最廣的。平常大多存在動物體內，大約占了全身蛋白質的四分之一左右，其中很大一部分存在皮膚，對於皮膚的支撐扮演非常重要的角色，我們的韌帶、肌腱及許多體內器官主要也都靠第一型膠原蛋白組成；而第二及第三型膠原蛋白主要與身體結締組織或是心血管內組織組成相關。由此可見膠原蛋白對於人體結構扮演不可或缺的角色。

食用膠原蛋白與生成膠原蛋白間證據未明確

大量地補充膠原蛋白後，分解成的胺基酸會再重新聚合成為各種人體需要的蛋白，問題在於我們無法自由控制各種蛋白質產生的量，**所以就算大量補充膠原蛋白，也無法保證重生出來的蛋白質就是膠原蛋白，更無法確保能補充到我們期望的位置。**

　　好消息是，最近幾年的研究，科學家發現了另一個令人驚喜的結果，那就是膠原蛋白被分解後所產生的「胜肽分子」，可能刺激皮膚纖維細胞增生基質[41]，讓皮膚細胞的膠原蛋白增加，同時也可以提升玻尿酸的量，同時達到除皺以及美肌的效果。不過這些研究大部分都停留在動物實驗階段[42]，目前在人體尚未有大型且嚴謹的臨床隨機試驗能證明 —— 食用膠原蛋白與生成膠原蛋白間存在著明確的因果關係。所以即便到今日，這樣的結果只能作為參考。

萃取來源為動物性食物

　　前面有提到，膠原蛋白幾乎都存在動物性食物裡，也就是說想要從植物中獲取膠原蛋白是不太可能的，目前在市面上看到「素」的膠原蛋白，多半都只是廣告話術。坊間有一些標榜從木耳、海藻等植物所萃取出來的素食膠原蛋白產品，雖然都有明顯膠狀感，但基本上那只是從植物身上萃取的「膠質」，並不是真的膠原蛋白。

　　市面上常見的膠原蛋白，大多以豬皮、雞皮或是魚皮、魚鱗為原料製作，根據研究，**使用魚類為原料所製成的膠原蛋白，人體吸收程度比較高**。不過如前面所說，膠原蛋白的量不是最重要的關鍵，還是要看裡頭的胜肽分子是否足夠且能夠有效刺激人體膠原蛋白的增生。以這個角度來看，使用豬皮所製

41　Hiroki Ohara et al, Collagen-derived dipeptide, proline-hydroxyproline, stimulates cell proliferation and hyaluronic acid synthesis in cultured human dermal fibroblasts, Dermatol . 2010 Apr;37(4):330-8.

42　Yasutaka Shigemura el al, Effect of Prolyl-hydroxyproline (Pro-Hyp), a food-derived collagen peptide in human blood, on growth of fibroblasts from mouse skin, J Agric Food Chem . 2009 Jan 28;57(2):444-9.

成的膠原蛋白經人體攝取後，可以產生更多刺激纖維母細胞增生的胜肽分子，對於刺激身體合成膠原蛋白來說效果更好[43]。不過也有研究認為，因為魚類的膠原蛋白和人類的膠原蛋白具有同源性，因此有很高的生物相容性和生物利用率，因而更建議食用魚類所製成的產品[44]。

　　既然是動物製品，便很難避免腥味，和運動健身的人平常吃的高蛋白不一樣，因為膠原蛋白大多是從豬皮、魚皮、牛筋、雞冠等膠質多的地方提煉而來，味道難免比較重，若是處理不好，許多消費者其實是無法接受它的味道的。

維生素C是關鍵

　　市面上的膠原蛋白產品非常多種，有做成飲品，也有做成粉末或是膠囊等，根據目前的研究，小劑量的膠原蛋白對於刺激纖維母細胞生成新的膠原蛋白效果有限，有些小型研究建議，每日至少食用5000毫克的水解膠原蛋白，持續約兩個月，就能在體內產生足夠的胜肽分子[45]。換言之，想要購買膠原蛋白產品來食用，首先膠原蛋白的分子量不可以過大，因為過大的膠原蛋白產品無法有效被完全分解成小的胜肽，但是劑量又不能太低，因為劑量過低無法在體內產生足夠的胜肽分子，進一

43　Hiroki Ohara et al, Comparison of Quantity and Structures of Hydroxyproline-Containing Peptides in Human Blood after Oral Ingestion of Gelatin Hydrolysates from Different Sources, J. Agric. Food Chem. 2007, 55, 4, 1532–1535

44　Hend Al-Atif, Collagen Supplements for Aging and Wrinkles: A Paradigm Shift in the Fields of Dermatology and Cosmetics, February 2022Dermatology Practical & Conceptual 12(1):e2022018

45　Naoki Inoue et al., Ingestion of bioactive collagen hydrolysates enhance facial skin moisture and elasticity and reduce facial ageing signs in a randomised double-blind placebo-controlled clinical study, J Sci Food Agric . 2016 Sep;96(12):4077-81.

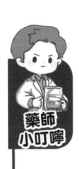

步刺激人體生成膠原蛋白，以這兩個條件評估，似乎膠原蛋白粉比較能夠達到這個需求。

除此之外，身體要合成膠原蛋白，維生素C是一個不可或缺的原料，所以**多吃富含維生素C的水果，像是芭樂、柳橙**等，或是可以**定期補充維生素C的保健食品**，也是增加身體膠原蛋白合成很重要的關鍵。除了開源還需要節流，如果想要保持皮膚狀況好，生活作息非常重要，少吃油炸食物、多補充水果、適量運動、避免菸酒以及過度紫外線曝晒，是保持皮膚活性的不二法門。

**藥師
小叮嚀**

膠原蛋白是相當安全的保健品，孕婦或是老人家原則上都可以補充，而且建議不光補充膠原蛋白，一般的蛋白質也要足量補充，新生兒生長遲緩或是老人家的肌少症都是源於蛋白質攝取不足所造成。此外補充膠原蛋白之餘也別忘了適量補充維生素C喔！

2-8

褪黑激素：
改善睡眠品質及週期

　　許多平日工作忙碌的上班族，一有機會放假總會想要好好獨處，放空一下腦袋，遠離外界的喧擾，但對那些獨居的老人家來說，獨處的感受就截然不同。藥師曾經服務過一位阿嬤，她每天的「行程」，就是清晨起床、吃飯、打開電視發呆一整天，一直到晚上九點就寢。高齡者本就常因松果腺退化，導致睡眠品質不佳，而像這位阿嬤白天都關在家裡沒有活動，夜晚躺到床上更是睡不著，日復一日，情緒和精神狀態都差透了。曾詢問過她想不想使用一些助眠藥物，但老人家對於「安眠藥會上癮」這件事情非常擔心，對此提議心生抗拒。某日我再去訪視時，看到阿嬤氣色不錯、心情也很好，原來是美國的孫子回來看她，而且阿嬤說最近睡得很好，因為貼心的孫子幫她帶了厲害的保健食品回來，仔細一看，原來是褪黑激素。

褪黑激素是人體分泌的一種荷爾蒙

褪黑激素應該算是最近幾年非常紅的成分，它的英文是 Melatonin，是由大腦松果腺所分泌的一種荷爾蒙。不像一般安眠藥是化學合成的結構，它本來就存在我們體內，因此普遍認為是一個安全的物質。

褪黑激素在許多歐美國家被認定為保健食品，但是在臺灣，衛福部食藥署將之認定是藥品，必須要經過醫師處方才能夠使用，而且必須自費，所以很多人會從國外帶回來使用。褪黑激素的作用是用來調控我們的生理時鐘，一般到了夜晚就會分泌，協助我們睡眠，分泌的巔峰在半夜兩點到四點左右，到了白天分泌就會減少，讓我們能回到有精神的工作狀態。

決定褪黑激素會不會分泌的關鍵其實是光照，長久待在一個地方後松果腺分泌才會趨向穩定，只要有光照松果腺就不會分泌褪黑激素，到了四周黑暗的時候，大腦才會警覺到並且開始分泌褪黑激素，告訴你：「該睡覺了！」

也因此，褪黑激素最常見的用途其實是用來調整時差，因為在不同時區旅行時，身體的內分泌往往趕不上時區的變化，所以該分泌褪黑激素的時候不分泌，就只能靠體外補充了。根據研究，褪黑激素可以有效改善睡眠週期[46]，所以有機會幫助使用者加速入眠，改善原本的睡眠品質以及用來調整整體睡眠時

間。近年也有研究發現褪黑激素是一個很強的抗氧化劑[47]，甚至可能比維生素E還要強，可以抵抗細胞遭受攻擊而凋亡，所以坊間開始有「褪黑激素可以抗癌」的說法出現，但是目前並沒有足夠的科學證據證明這件事情，不建議為了預防癌症而去使用褪黑激素。

對天生褪黑激素缺乏者較有效

國內目前已經有兩類跟褪黑激素有關的藥品上市。其中一類的主成分就是褪黑激素本身，它是做成2毫克的劑量，可以調節生物時鐘以及補充內源性褪黑激素的缺乏，有效改善睡眠品質，特別適用於55歲以上因天生褪黑激素缺乏導致「原發性失眠」的病人使用。如果是位年輕人，本身褪黑激素分泌並不缺乏，使用這個藥物對於改善睡眠的幫助其實是很有限的。

另一類藥物本身成分不是褪黑激素，不過可以加強褪黑激素受體的作用，簡單來說就是它可以像褪黑激素一樣刺激受體，達到類似效果。其實除非是為了調整時差，或是因為年紀大自身松果腺退化導致褪黑激素量下降，不然根據臨床研究，補充褪黑激素的助眠效果很有限，與傳統安眠藥相比是相對微弱的，以藥物治療的角度，沒有辦法取代傳統的安眠藥。

事實上，褪黑激素對於身體的副作用非常小，根據臨床研究雖有出現頭暈或是想吐的副作用，但比例很低。以用藥安全性的角度來說，是一個很安全的藥品。目前研究數據顯示，長

---

47 許麗芬，2007年，褪黑激素（melatonin）對於大腦星狀神經膠質細胞在ionomycin作用下造成氧化壓力與粒線體膜電位變化所引起細胞凋亡之保護機制的探討，清華大學生命科學系博士班論文。

期使用並不會出現嚴重不良反應，而且跟一般安眠藥不一樣的是，褪黑激素不會有耐受性，不會越吃效果越差。

不適合使用及不可併用的情形

即便褪黑激素已經是一個很安全的成分，仍有其應注意的事項。

● 孕婦、自身免疫力低下、肝腎功能不全者不適用

孕婦、自身免疫力低下、肝腎功能不全的人並不適合使用褪黑激素，主要是因為目前尚無臨床研究可以證實這些族群使用的安全性。

● 不可與酒及某些藥物併用

(1) 酒：酒精會降低褪黑激素的效果，甚至有可能影響藥物劑型，造成褪黑激素一次大量釋放。

(2) 安眠藥：本來就有在吃安眠藥的人，不建議同時併用褪黑激素，因為可能會讓安眠藥的鎮靜效果過強，也有可能放大原本安眠藥的副作用。

(3) 抗憂鬱劑：有在服用某些抗憂鬱劑（如Fluvoxamine）的患者不建議併用褪黑激素，因為可能因此影響肝臟酵素，造成褪黑激素的濃度過高[48]。

(4) **抗鈣離子阻斷劑**：這兩個藥可能會彼此競爭而影響各自藥效[49]，褪黑激素有可能降低鈣離子阻斷劑降血壓的作用，而使得患者血壓控制不如預期，所以不建議併用。

回到前面的案例，獨居的阿嬤吃了孫子從美國帶回來的褪黑激素後，睡眠有了很大的改善，的確有可能是因為老人家的松果腺退化、褪黑激素分泌不足導致失眠，在協助阿嬤確認平常使用的藥品都沒有和褪黑激素有交互作用，也和醫師討論確認過後，覺得使用褪黑激素的好處大於壞處，所以就建議阿嬤可以繼續使用褪黑激素。

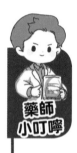

褪黑激素目前在臺灣是處方藥，必須要有醫師處方才可取得。若想從國外帶褪黑激素回來，應盡量選擇大廠牌的產品。褪黑激素的效果事實上很有限，如果吃了有效可以繼續使用，但如果使用高劑量後效果仍不彰，建議不妨去掛身心科，請醫師評估開立安眠藥更安全實在。

49 P Lusardi, Cardiovascular effects of melatonin in hypertensive patients well controlled by nifedipine: a 24-hour study, 2000 May;49(5):423-7.

CoQ$_{10}$：
超強抗氧化劑，好處多多

CH1
CH2
CH3
CH4
CH5

常用保健食品建議／2-9 ＣｏＱ１０：超強抗氧化劑，好處多多

　　這幾年有一些保健食品很紅，無論在電視、網路上或是一般藥妝店都可見其蹤跡，可是如果忽然問你，吃這個是要做什麼用的？可能想了30秒後還是答不出來。Q$_{10}$就是這樣的一個保健食品，它不像葉黃素顧眼睛、芝麻明好入睡、或是維生素ABCDE一樣，看到產品就可以講出一兩個作用。Q$_{10}$好像大家都聽過，可是沒什麼人知道實際上是吃什麼用的，私下問了幾個非醫療專業的朋友，有的人說可以美白，有的人說可以抗老，大家的說法都不一樣，所以這一節藥師就要來介紹一下Q$_{10}$到底是做什麼用的。

強力抗氧化劑

　　Q$_{10}$是CoQ$_{10}$的簡稱，Co指的是Coenzyme，Q指的是Quinone，又被稱作Ubiquinone，是一種存在於粒線體中的輔

酶，於細胞的有氧呼吸扮演非常重要的角色，化學結構上接近維生素K，10指的是結構上的化學側鏈。Q_{10}是一個非常強的抗氧化劑，許多研究顯示，它與心血管疾病息息相關，許多罹患心血管疾病的人，體內的Q_{10}含量都低於一般人。而**針對慢性心衰竭、高血壓或是冠狀動脈疾病的人，使用Q_{10}之後在臨床上都可以看到改善效果**，且因為具有很強的抗氧化作用，所以對於**預防疾病及抗老化、增加免疫力也都有幫助**。

近年來有研究專攻於Q_{10}如何對於對抗眼睛以及皮膚老化，在動物實驗中都獲得顯著的成果，甚至對於運動表現的加強，研究也顯示在重複短期的超極限運動後使用Q_{10}，可以防止過氧化的現象出現，表示在定期訓練的過程中補充，可能可以維持良好運動表現[50]。

簡單來說，大家可以把Q_{10}想像成是你從小到大的專屬銀行帳戶，裡面的錢分別存放在心臟、肝臟、腎臟三個戶頭，這些錢是供你生理上吃喝拉撒睡用的。就如同小時候不用工作，就有長輩給你壓歲錢或是零用錢，一旦餓了，就有源源不絕的本錢讓你去福利社買東西吃。Q_{10}平常做的工作主要是活化細胞、預防老化增強抵抗力，甚至可以中和製造能量過程中產生的自由基，所以很多人補充Q_{10}就是為了阻止自由基產生，延遲老化。可是好景不常，身體對於Q_{10}這個資產是會停止供應的，如同我們的壓歲錢、零用錢一樣，過了大概20歲就不會再自動進帳了，如果你不去打工，或是畢業後不開始工作，就得開始吃老本，戶頭的利息自然不夠你日常的花費。

---

50 Cirilli, I., Damiani, E., Dludla, P. V., Hargreaves, I., Marcheggiani, F., Millichap, L. E., Orlando, P., Silvestri, S., & Tiano, L. (2021). Role of Coenzyme Q_{10} in Health and Disease: An Update on the Last 10 Years (2010-2020). Antioxidants (Basel, Switzerland), 10(8), 1325. https://doi.org/10.3390/antiox10081325

若缺乏Q_{10}，首先會發生的事就是你的身體能量不夠了，所以開始容易疲倦無力，前面提到心臟是Q_{10}一個很重要的戶頭，當錢不夠花了，心會痛，提醒你要多存點錢進來。目前越來越多人使用Q_{10}是為了要維護心血管系統的正常運作。根據臨床研究，如果一天補充100毫克左右的Q_{10}，除了可以適度舒緩血管壓力，讓血壓變低，針對心臟衰竭病患，還可以維持心臟健康，提升存活率[51]。

除了保護心臟之外，額外補充Q_{10}對長期使用降血脂藥物的民眾也有幫助，因為降血脂藥物會影響到身體Q_{10}的含量，根據研究，長期吃降血脂藥物的人，身體的Q_{10}可能會減少高達40%以上[52]，如此一來人體的穩定性、免疫功能就會變差，所以才會出現吃血脂的藥也要補充適當的Q_{10}這類說法。有研究建議，對於長期服用降血脂藥的人，可以每天補充30至200毫克的Q_{10}，降低降血脂藥帶來的副作用[53]。

除此之外，也會有醫師建議有偏頭痛現象的病人，可以適當補充一些Q_{10}，為什麼呢？2021年的文獻回顧指出，每天補充高劑量的Q_{10}，從300毫克開始，與安慰劑相比，對原先有偏頭痛的發作狀況和頭痛程度，有很好的舒緩效果[54]。但是若為了降低

51 Fotino, A. D., Thompson-Paul, A. M., & Bazzano, L. A. (2013). Effect of coenzyme Q_{10} supplementation on heart failure: a meta-analysis. The American journal of clinical nutrition, 97(2), 268–275. https://doi.org/10.3945/ajcn.112.040741

52 Deichmann, R., Lavie, C., & Andrews, S. (2010). Coenzyme q10 and statin-induced mitochondrial dysfunction. The Ochsner journal, 10(1), 16–21.

53 Littlefield, N., Beckstrand, R. L., & Luthy, K. E. (2014). Statins' effect on plasma levels of Coenzyme Q_{10} and improvement in myopathy with supplementation. Journal of the American Association of Nurse Practitioners, 26(2), 85–90. https://doi.org/10.1002/2327-6924.12046

54 Sazali S, Badrin S, Norhayati MN, et al Coenzyme Q_{10} supplementation for prophylaxis in adult patients with migraine—a meta-analysis BMJ Open 2021;11:e039358. doi: 10.1136/bmjopen-2020-039358

偏頭痛發生，每天攝取這麼高劑量的Q_{10}會不會有什麼副作用？臨床發現，每天攝取大劑量Q_{10}，很容易會有噁心嘔吐的感覺，所以若真的要選擇吃大劑量的Q_{10}作為舒緩偏頭痛的方式，請一定與跟醫師討論。

年長者可選用QH

有民眾來問藥師：「有人推薦我吃QH，說比較好吸收，是真的嗎？」QH指的是還原型Q_{10}，其實Q_{10}吃進身體之後必須要代謝成QH才具有活性。對於年輕人來說，因為身體代謝能力好，Q_{10}的轉化率高，不見得一定要吃QH，但**老人家身體的轉化率較低，就可以考慮直接購買QH來服用。**

市面上很多化妝品或是保養品，都宣稱裡面含有Q_{10}的成分，具有抗老化、抗皺等功用。化妝品裡面加進Q_{10}到底有沒有用呢？根據目前已知Q_{10}針對皮膚老化的研究，大部分都在口服階段，而且幾乎都是小規模的實驗，證據力不強。Q_{10}吃進身體必須要經過代謝轉換變成還原型的QH才有生理活性，加上皮膚吸收率也有限，所以若是在美白產品中添加Q_{10}，希望藉此抗老抗皺，效果其實相當有限。

每天30毫克，多吃無用

Q_{10}到底要怎麼吃？又有無食用禁忌呢？首先Q_{10}是脂溶性的營養素，所以建議**隨餐或是飯後攝取的吸收率最高**。做為保養的話，一天只要吃30毫克就夠了，現在市面上買得到的Q_{10}，幾

乎也是都做成一顆30毫克。根據衛福部的規定：「開放輔酵素 Q_{10} (Coenzyme Q_{10})供為食品原料，惟每日食用限量為 30毫克以下，且應同時加標警語，以提供消費者參考。[55]」所以在臺灣買得到的產品原則上就是以30毫克為標準，沒有必要多吃。

雖然前面提到研究顯示高劑量Q_{10}可以舒緩偏頭痛，但一天花上百元治療偏頭痛，其實是沒有效率的做法。即便有些小型研究顯示，吃Q_{10}對於血糖的控制以及男性不孕症具有一定的幫助，但與其把錢都砸在保健食品上，不如好好看醫師，對症下藥，節省花費和時間，這才是對自己身體負責任的做法。

前述也有提到，Q_{10}和維生素K_2長得很像，而維生素K是用來幫助凝血的，如果平常有在吃像是可化凝、瓦法靈等抗凝血藥物，若大量補充維生素K或是化學結構很類似的Q_{10}，服用抗凝血劑的效果可能會變差。衛福部也已公告：「15歲以下小孩、懷孕或哺乳期間婦女及服用抗凝血藥品（Warfarin）之病患，不宜食用。」所以**婦女和小孩，都是不適合使用Q_{10}的族群**，家長也不需要額外購買給成長中的青少年吃。前述有提過，Q_{10}是給已經不需要領壓歲錢的年齡層吃的。

至於Q_{10}應該怎麼選？如果口袋夠深，可以買QH還原形態的，使用效率較好，原則上軟膠囊形式的產品吸收率會較一般錠劑高，市面上也有做成咀嚼錠或發泡錠，民眾可以自行買來嘗試看看。受限於衛福部規定一天食用限量30毫克，大家不需要過度執著於劑量和劑型。

從食物中獲取Q_{10}是聰明的選擇，Q_{10}通常存在動物內臟、沙

---

55 食品衛生管理法第二十二條第一項第九款

丁魚、一般肉類及菠菜、花椰菜、花生和堅果中，常吃的話攝入體內的Q$_{10}$其實已相當足夠。總之Q$_{10}$是人體必需的營養素，越來越多的臨床研究也證實它有各種不同的效果，但是不需要過度執著於保健食品，只要平常有吃含有Q$_{10}$的食物，身體就不會缺乏。

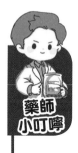

藥師小叮嚀

般來說，年輕人不需要特別補充Q$_{10}$保健食品，靠食補即可。想要保養心血管、舒緩偏頭痛、抗老化的朋友才需要考慮額外補充。

市面上Q$_{10}$產品很多，最推薦的保養劑量就是一天一顆30毫克的Q$_{10}$，想吃大劑量一定要跟醫師討論。另外吃抗凝血劑Warfarin的人請不要吃Q$_{10}$，以免降低藥物療效。

至於化妝品中添加Q$_{10}$強調除皺效果，是目前市面上很夯的產品，民眾可自行斟酌使用。

牛樟芝・靈芝・冬蟲夏草：
有益人體，不能當成藥物

CH1

CH2

CH3

CH4

CH5

常用保健食品建議／2-10牛樟芝・靈芝・冬蟲夏草：有益人體，不能當成藥物

　　這個月又該送慢性病藥物去給張阿嬤了，走進阿嬤家裡，便看到桌上堆著滿坑滿谷的保健食品，阿嬤表示這些是孫女幫她買的，說是對她身體好，叫她全部都吃不要挑。我仔細看了一下，不外乎就是B群、鈣片這一類，其中特別吸引我目光的，是孫女還買了一堆牛樟芝、靈芝以及冬蟲夏草的補品。

　　我問她：「阿嬤，你知道這個是要買給你吃什麼的嗎？」

　　阿嬤回我：「哇那欸哉啦！」（我怎麼會知道！）

　　的確，很多民眾之所以會去購買牛樟芝、靈芝這一類的產品，是聽了廣告詞說的：「含有大量多醣體……」，認為對身體肯定很好而下單。但事實上雖然這幾類產品的來源都很像，可是每一種的特色不盡相同。此外網路上能夠查到的資料很有限，究竟這些營養品所標榜的功用為何？真的如同廣告所說的這麼厲害嗎？有證據力強的研究可以佐證嗎？

牛樟芝

牛樟芝是最近幾年非常紅的保健食品，最特別的地方莫過於，它是臺灣特有種，早期臺灣原住民會採來食用，進而發現對於解酒或者是解毒都有速效。一開始大家以為它和靈芝是同樣的東西，後來發現除了菌種不同，裡面所含的成分比例也大相逕庭。

牛樟芝之所以這麼「牛」，就是因為裡面有上百種的三萜類物質，也富含多醣體。三萜類化合物對於抗氧化以及抗發炎有非常好的效果，所以很多市面上牛樟芝產品標榜可以「預防癌症」就是如此。

不過研究又是怎麼說的呢？藥師找到的數篇研究指出[56,57]，在動物實驗中，牛樟芝裡頭所含的成分可以成功增加免疫細胞，也讓我們體內吞噬細胞活性增強，所以有很好的免疫調節效果，並且指出，使用於人體的安全性很高。也正是因為如此，食藥署才會核可許多相關產品上市。不過目前的研究都僅止於體外或者是動物體內試驗，比較確切的結論是：雖然在免疫方面，牛樟芝所含的種種化合物均有很好的表現，但由於機轉並未被確立[58]，所以民眾應該只把它視作是一個保健食品、對

---

56 Chen, Y. Y., Lo, C. P., Lin, C. C., & Hsieh, Y. H. (2018). Effects of Taiwanofungus camphoratus on non-specific and specific immune activities in mice. Mycology, 9(2), 129–135. https://doi.org/10.1080/21501203.2018.1437837

57 Chen, L. Y., Sheu, M. T., Liao, C. K., Tsai, F. C., Kao, W. Y., & Su, C. H. (2013). Taiwanofungus camphoratus (Syn Antrodia camphorata) extract and amphotericin B exert adjuvant effects via mitochondrial apoptotic pathway. Integrative cancer therapies, 12(2), 153–164. https://doi.org/10.1177/1534735412442379

58 Ying-Chen Chen et al., Anticancer Effects of Taiwanofungus camphoratus Extracts, Isolated Compounds and its Combinational use, J Exp Clin Med 2010;2(6):274e281

人體有益的化合物，而不該認定為可以預防甚至是治療疾病的藥物。

牛樟芝的劑量到底吃多少？也是很多人常常詢問的問題。因為牛樟芝並非身體必須攝取的營養素，所以衛福部並沒有給予建議膳食劑量。之前曾經有不少因為服用牛樟芝而中毒的新聞事件，不過那都是因為不正常攝取所造成的。根據行政院農業委員會針對「牛樟芝有毒」的說明[59]，只要在建議的劑量下食用牛樟芝，並沒有中毒的疑慮！根據大鼠安全性試驗，經過劑量的換算，建議60公斤重的成人，每日食用量只要不超過1.5公克的牛樟芝乾粉，都是相當安全的！

靈芝

「靈芝富含多醣體」這個說法很多人應該不陌生，因為廣告就是這麼說的。和牛樟芝很像，其實靈芝的主要活性成分也是以三萜類、多醣體以及肽聚醣為主。相較於牛樟芝有200多種三萜類成分，靈芝普遍只有50多種，所以彷彿牛樟芝比較「威」，但其實不然。根據動物實驗研究[60]，靈芝最主要的三萜類成分「靈芝酸」，對心臟有非常好的保護效果，它可以避免心肌細胞受到過氧化氫的傷害、減少細胞凋亡進一步保護心肌細胞。

而它的多醣體，根據研究具有抗發炎、降血糖、抗潰瘍、

59　https://www.coa.gov.tw/faq/faq_view.php?id=91
60　葉宸妤，靈芝酸保護心肌細胞免於不當刺激引發之細胞凋亡，成功大學細胞生物及解剖學研究所碩士論文，2012。

抗腫瘤以及免疫調節的作用[61]，陸陸續續也有許多小型研究指出，靈芝多醣體因為可以調節免疫系統，所以有一定的抗腫瘤效果，在國外已經有許多非處方藥的主成分就是從靈芝中萃取多醣體所製成，專門治療癌症以及肝臟疾病。但藥師還是老話一句，這些結論都尚未經過大型縝密的人體試驗證實，所以實際上的治療效果如何並不能確定，更不能當成治療疾病的「藥品」！

至於靈芝應該要怎麼攝取[62]？一般來說，每日可以攝取6至12公克的靈芝萃取物，以毒理學的角度來看，靈芝的平均致死劑量至少在每公斤10至21公克，也就是說一個60公斤的成人，一天要攝取至少600公克的靈芝萃取物才有致命的可能。不過藥師認為這種真菌萃取物的劑量計算只能當作參考，原因是每一家藥廠的製程都不同，萃取的濃度也會有所差異，經過政府核可的保健食品，都會提供建議的吃法，只要根據保健食品的說明服用，通常都不會有問題。

冬蟲夏草

講到這裡，不免要提一下另一個很類似的保健食品 —— 冬蟲夏草。所謂冬蟲夏草是寄生在昆蟲身上的真菌，一旦昆蟲死掉，菌絲就會逐漸包覆蟲體，然後繼續生長，成為我們所知的「冬蟲夏草」。冬蟲夏草最主要的功用是保肺益腎，因其含有多種特殊胺基酸，對人體有不少益處。古籍《本草從新》記載

---

61 Benzie IFF, Wachtel-Galor S, editors., Herbal Medicine: Biomolecular and Clinical Aspects. 2nd edition., Boca Raton (FL): CRC Press/Taylor & Francis; 2011.

62 https://www.drugs.com/npp/reishi-mushroom.html

道：「甘平，保肺益腎，補精髓，止血化痰，已勞嗽，治膈症皆良。」

不過現代醫學講求實證，雖然已經有許多研究提出冬蟲夏草可能的功用和潛力，但未經過大型人體試驗就不能將之視作藥物使用，保健食品就是保健食品，不能當作藥物的取代品，這個觀念讀者必須要牢牢記住。

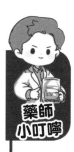

藥師小叮嚀

牛樟芝、靈芝以及冬蟲夏草雖然是保健食品，且對於肝臟以及腫瘤似乎有輔助效果，不過孕婦、哺乳婦女、動手術前後、免疫力低下的民眾並不建議攝取，另外有在使用慢性病藥物的民眾，也應該請教藥師是否有交互作用，確認沒有之後再服用，才是最安全妥當的做法。

CH3

特殊需求
營養保健品

購買營養保健品的民眾中，有很大一部分是因為特殊需求。

例如癌症病患在治療中及恢復期的保養，

銀髮或體弱者額外的營養需求，

更年期或孕期需針對荷爾蒙的變化而補充特定營養素……

讓藥師一一為大家分析。

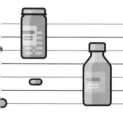
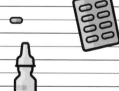

3-1

癌症保健：確保足夠能量，
得以應付治療及復原所需

　　癌症是一個人人都有可能得到的疾病，不管你的職業、學歷、財富、甚至是年齡為何，癌症都有可能找上你。在醫院上班一定會遇到癌友，我們或許還不是病友，但都有可能是「病友to be」，我自己有兩位藥局的主管都是罹癌後逝世。雖然醫學研究盡量找出各種罹癌原因，希望大家避免，可是就是會有反證：有人明明不抽菸卻得肺癌，或是有人非常養生，但是一次健康檢查卻發現已是肝癌末期。所以現代醫學認為罹癌可能和基因有關，不過大家也一致認同不良的生活習慣，絕對是罹癌的危險因子。

　　在執行居家安寧照護這幾年，也陪伴過幾位癌友走過最後一程，居家安寧有一個很重要的部分是「圓夢」，希望在有限的時間內陪伴病友找到自己的夢想，然後完成它。（其實正常人不就該如此？）在藥師的經驗中曾協助很久沒有回家和家人團聚的老翁，也有協助過夢想能在海邊拍婚紗的阿姨，在滿滿

的溫暖中，他們至少帶著較少的遺憾和世界說再見。當然也遇過夢想難以實現的病友。

有一位媽媽，因為老公家暴，很早就離婚並且帶著兩個兒子搬出來住，獨力撫養兩個小孩長大的她，一心一意希望孩子能爭氣，讓她臉上有光。孩子們果然不負所望，一個成了醫師、一個則是工程師，也都有很好的歸宿，但就在她準備要享清福的同時，癌症卻找上了她，而且是末期。這位母親當然不能接受這個噩耗，不斷問自己到底做錯了什麼，為何一輩子過得這麼苦！我們曾經試圖幫她圓夢，但她「享清福過好日子」的夢想大概是不太可能實現了。所以有時候會想，癌症除了基因、除了危險因子，如果我們時常讓自己處於一個情緒緊繃的狀態，因壓力造成內分泌改變，是不是造成細胞變異的原因之一，這會不會是上天給我們的提醒，要我們適時放過自己？

悲傷的故事先停在這，如果真的不幸罹癌，除了接受醫師的治療，在過程中還有什麼可以做的？

首重熱量和蛋白質的補充

抗癌是一條很漫長的路，癌症病人會因為疾病而時常感受到虛弱和疲倦，還須承受治療期間手術的風險及藥物帶來的副作用，在化療或放療過程中，也有可能對身體造成破壞，而讓身體的抵抗力下降更多。以化療來說，常見的副作用是噁心嘔吐、口腔黏膜破損，所以可能會讓病人不想進食喝水，另外腹瀉、掉髮、疲倦、胃口差都是常見的狀況。放射性療法容易產生疲倦、不想進食、噁心嘔吐、掉髮等副作用，另外照在頭頸

部可能會出現口乾發炎；照在腹部可能噁心嘔吐狀況增加；照在胸部可能會有咳嗽等副作用。最嚴重的還是心理受到影響，導致失眠、吃不下東西都會讓身體變得更虛弱。所以癌症病人最需要先做的事情就是補充足夠的熱量和蛋白質。

營養不足的癌症病人往往在臨床上存活率都比較低[63]，原因是身體沒有足夠的能量，很難接受治療，無論是開刀、放療或化療等，也會因為自身抵抗力低，導致更容易產生併發症或是感染，使得問題越滾越大，所以癌症病人比一般人更要注意的是要吃夠熱量，而且蛋白質的補充一定要足夠。一般來說，癌症患者的BMI值應盡量維持在22至24，**一天至少要吃進每公斤體重1.5公克數的蛋白質以及每公斤體重35卡的熱量**，舉例來說，一個170公分的人至少要維持64公斤左右，每天應該要吃進96公克蛋白質，以及維持2240大卡的熱量。

雖然對於一般人來說這應該蠻容易達到的，但實際執行起來有點難，原因是罹癌病患除了心情不好，治療期間也可能會降低食慾，或是因為口腔黏膜受損導致無法順利進食，這些都會讓患者沒有辦法獲得足夠能量。

食慾不佳時以配方飲品補足

幸好，現在市面上很多配方飲品，都有特別針對這類病人做設計，希望讓癌症病友可以透過有效率的攝取獲得足夠的蛋白質和熱量。如果真的沒有辦法正常進食，就可以飲用這些特殊配方，藉以獲得足夠熱量和蛋白質。那是不是非得購買癌

---

63 https://www.canceraway.org.tw/page.php?IDno=3891 財團法人台灣癌症基金會

症配方不可？其實也不一定，因為每個人的病情和進食狀況不同，癌症配方雖然是效率高的配方，但如果可以正常飲食，飲用一般配方甚至不用配方飲品，也可以獲得足夠的蛋白質和熱量，畢竟癌症配方的飲品價格比一般配方高，購買前可以詢問社區藥局藥師或營養師。

如果熱量和蛋白質都吃夠了，那想要補充一些保健食品就如虎添翼了，市面上有很多保健食品都標榜對於癌症患者有幫助，像是各種高貴動植物萃取液或是各種微量元素等，事實上其中有一些產品對於癌症病友幫助不大，使用前應詳細了解。

胺基酸／麩醯胺酸

胺基酸的種類有各式各樣，左旋-麩醯胺酸（L-glutamine）是癌友最常使用的一種，麩醯胺酸對於癌症病人做化療或放療可能會引起口腔黏膜受損有幫助。根據研究顯示，麩醯胺酸可以預防和改善口腔黏膜的受損，在某些動物實驗裡也證實可以抗癌、提升免疫力[64]，若同時和精氨酸一起吃，有機會改善癌症可能引起的一些併發症，像是發炎或是胰島素阻抗等。

其實麩醯胺酸不是身體的必要胺基酸，但是當身體處於緊急狀況如重大手術，或是因為接受會對黏膜造成較大傷害的療法、或是免疫不全症候群，有一定的幫助。對於癌症病人，建議一天吃30公克[65]左右的麩醯胺酸，把它拆成3次吃，**不用等到**

64　Jun-Kyu Byun et al., Inhibition of Glutamine Utilization Synergizes with Immune Checkpoint Inhibitor to Promote Antitumor Immunity, Mol Cell . 2020 Nov 19;80(4):592-606.e8.

65　美的好朋友網站 https://www.medpartner.club/glutamine-efficacy-adverse-reaction-introduction/

化療或放療後再吃，可以提前吃以達到預防的效果。

褐藻糖膠

褐藻糖膠是一種從藻類萃取來的多醣體，多醣體這個名字大家一定不陌生，像是靈芝、牛樟芝等產品的效果也都是主要來自它們的多醣體。目前對褐藻糖膠的研究非常多，多篇研究都證實了它對於癌症治療的輔助效果[66]，對於**抑制癌細胞新增、讓癌細胞變小、活化自然殺手細胞等都有一定的成效**[67]，不過沒有辦法取代藥物，只能當作輔助使用。

劑量上，目前建議一天可以補充3至6毫克不等，雖然褐藻糖膠是一個很安全的保健食品，不過吃太多還是有可能會出現腸胃道不適的副作用。另外有一點要提醒的是，褐藻醣膠可能會抑制乳癌標靶藥物Lapatinib的效果，所以如果是乳癌病人的話，使用前建議問一下醫師或藥師，確保沒有交互作用再使用，避免影響正規治療。

魚油

魚油也是一個對於癌症病友很重要的保健食品。一般人補充魚油是為了裡面的EPA和DHA，像小朋友的大腦發育需要有足

66　Myoung Lae Cho et al., Relationship between oversulfation and conformation of low and high molecular weight fucoidans and evaluation of their in vitro anticancer activity, Molecules . 2010 Dec 30;16(1):291-7.

67　Masahide Ikeguchi et al., Fucoidan reduces the toxicities of chemotherapy for patients with unresectable advanced or recurrent colorectal cancer, Oncol Lett . 2011 Mar;2(2):319-322.

夠的DHA。對於癌症病患來說，補充EPA有機會有效降低發炎反應，而且對於營養補充也有很好的效果，所以如果癌症病友每天攝取足夠的Omega-3[68]，可以有機會**改善一些惡病質的發生，對於維持體重、胃口和進食量等都有助益**。

在最新的動物實驗研究，科學家還發現了魚油裡面的DHA有機會讓癌細胞更快速的死亡，雖然研究數據不多，但以目前已經有的證據來看，補充魚油的好處還是很多的。

硒

微量元素裡面，跟抗癌最有關的就是硒，因為它有**促進抗氧化酶生成[69]還有抑制血管新生[70]的特性**，所以可能有機會抗癌。但以目前實證醫學的證據來看，其實並沒有確切可信的結果可以證明它可以有效的抗癌。不過血液裡面的硒含量如果太低，的確會增加罹癌的風險，畢竟少了硒，身體消除自由基的效率就會變差，如果要補充的話，建議一天可以吃不超過200微克左右的硒。

68　Raquel D. S. Freitas, Maria M. Campos,Protective Effects of Omega-3 Fatty Acids in Cancer-Related Complications, Nutrients. 2019 May; 11(5): 945.

69　Margaret P Rayman, Selenium in cancer prevention: A review of the evidence and mechanism of action, December 2005Proceedings of The Nutrition Society 64(4):527-42

70　Yuzhi Liu et al., Protective Role of Selenium Compounds on the Proliferation, Apoptosis, and Angiogenesis of a Canine Breast Cancer Cell Line, Biological Trace Element Research volume 169, pages86–93 (2016)

綜合維生素

如果對琳瑯滿目的產品感到無所適從，真的不知道要補充什麼的話，最簡單的方式就是補充綜合維生素。因為在癌症治療過程中，時常因為消耗的能量過多，或是因為攝取的食物不均衡而導致體內維生素不平衡，加上大部分的癌症相關保健食品費用也都很高，所以不如回過頭來把自己基礎的營養素照顧好，也是一個很好的方式。

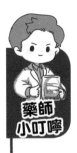

藥師小叮嚀

很多人以為在罹癌過程中吃太好、補充太多營養素或維生素可能是在餵養癌細胞讓它壯大，事實上這完全是無稽之談，如果沒有足夠的能量和體力是沒有辦法接受良好的醫學治療的。前面有提到，罹癌或癌症治療的過程中都有可能讓免疫力下降，在免疫力不好的情況下，如果原本有在吃益生菌，建議可以停用，降低不小心造成菌血症、甚至進一步引發敗血症的風險。保健食品雖然是食品，安全性都很高，不過使用前建議還是可以詢問醫師及藥師，確保對病況安全或是與藥物沒有交互作用再使用比較安心。

銀髮族保健：
求精準，不貪心

　　林奶奶是一位社子島的居民，因為先生幾年前過世了，加上兒女都在外工作，算是獨居老人。我第一次去她家訪視的時候，面對有條不紊的環境，心想這位老人家應該很重視自己身體健康，果然家中櫃子堆滿琳瑯滿目的保健食品，擺放相當整齊，根本是一家小型藥局。與林奶奶聊了一會兒，才知道她自覺身體健康，不想搬去與兒女同住以免造成他們的困擾，也不願意請看護。不過兒子女兒孝順，時常購買保健食品給母親，平常林奶奶自己也會購買電視購物頻道介紹的產品。其實林奶奶本身只有高血壓一種慢性病，一天吃一顆鈣離子阻斷劑即可，但是幫她細數保健食品，一天足足要吃下八顆保健食品，包括銀髮綜合維生素、女性補鐵劑、鈣片、維骨力、銀杏以及整腸健胃劑等。對於高齡者來說，因為身體不斷退化，飲食也不似從前均衡，所以膳食補充品是必要的。保健食品雖然是膳食補充劑，被歸類為「食品」，但就算是水喝多了都會中毒，保健食品吃多了一樣可能有不良反應，不可不注意！

年長者應避免「大補帖」式營養補充品

　　現代醫學發達，平均壽命不斷上升，根據國家發展委員會推估，臺灣在2025年會成為超高齡社會，也就是平均五個臺灣人裡面有一位是高齡者，高齡長者的健康狀況需要獲得更高度重視，除了慢性病的控制之外，適度使用保健食品，補充因生理機能變差所流失的營養素有其必要性，但是保健食品補充應該求精準，而非貪心。像林奶奶那樣「大補帖」式的吃法，很可能沒有補充到該補的，還徒增肝腎負擔。

　　針對老人家需要的營養素，我們可以先思考家裡的老人家是不是有以下的狀況：腸胃功能變差、退化性關節炎、視力變差、肌肉量越來越少、手腳無力或是麻木？這些都是老人家身上常見的退化性症狀，可以透過使用保健食品來預防或是改善。以下分別來介紹幾種老人家可以補充的營養素以及建議的補充量：

● 蛋白質

　　對於老人家來說，蛋白質的足量攝取非常重要。根據研究[71]，社區中的老人大概有6.7%至10%患有肌少症，住院中的老人大概有50%有肌少症。一旦肌肉過少，走路、拿東西就會無力，行走速度會變慢甚至容易跌倒，老人家跌倒是造成中風或是死亡的重要原因，所以補充蛋白質很重要！根據衛福部的建

138

71　Int. J. Environ. Res. Public Health 2021, 18, 8299.

議[72]，70歲以上年長者每天至少要吃每公斤體重1.2公克的蛋白質，也就是說一個50公斤的老人，每天至少要吃60公克的蛋白質才夠。

如果平常飲食真的吃不了那麼多蛋白質，可以怎麼做？喜歡健身的朋友一定聽過「乳清蛋白」，這種所謂的高蛋白因為蛋白質含量多，而且可以像泡牛奶方便飲用，也可以避免攝取過多碳水化合物，所以除了健身的人之外，有蛋白質需求的老人家也可以使用，只要根據體重去計算上限量就可以。不過如果是腎臟功能比較不好的老人家，建議使用之前要請教醫師，避免對身體造成負擔。另外**肌少症也不只是吃蛋白質**，就算是老人家也建議**做適量的重量訓練，才可以有強健的肌肉去牽動骨骼**。

● B_6和B_{12}

老人家手腳無力除了可能是因為肌少症而導致，缺乏B_6也可能是原因之一。除此之外，缺乏B_{12}也可能會造成手腳麻木，甚至造成貧血，所以市售銀髮族的B群產品會強調加強B_6和B_{12}就是這個原因。

身體裡面很多神經傳導物質主要由B_6合成，缺乏B_6身體肌肉骨骼聯繫相對困難，進一步出現神經無力的狀況。以衛福部的膳食建議量一天至少要吃1.6毫克，老人家如果想多吃一點也無所謂，只要一天不要超過80毫克的上限量就好。B_6並不建議長期

---

72 https://health99.hpa.gov.tw/storage/files/themes/「國人膳食營養素參考攝取量」第八版_線上說明會之重點紀要.pdf

攝取超過上限量。根據研究[73]，缺乏B_6容易出現周遭神經病變，而高劑量的B_6吃多也會有周遭神經病變的問題，曾經有遇過病人以為自己是因為B_6缺乏出現周遭神經病變，結果長期補充高單位B_6，反而導致神經病變更加嚴重。

B_{12}則是一個對於神經、血液甚至是骨頭都很重要的維生素，參與了身體大大小小的新陳代謝，所以一旦少了B_{12}問題就很大。缺乏B_{12}的人可能會有精神不濟、毛髮疏鬆、腸胃不適、肌肉痙攣和慢性疼痛、骨質疏鬆、巨球性貧血等症狀，很多時候老人家末梢神經有問題，就是因為缺乏了B_{12}所導致。根據衛福部的建議，成人一天可以補充2.4微克的B_{12}，但沒有訂出攝取上限量，歐美的中央醫療單位也沒有訂出攝取上限量，因為過量的B_{12}不會對人有立即性的危險。不過根據某些研究[74]，過量的B_{12}有可能與某些癌症或是血液疾病有關，所以還是依照產品建議量補充就好，或是可以到藥局詢問藥師。另外服用後如果有出現頭暈、頭痛、噁心、嘔吐等不正常反應，請停用並詢問醫師或藥師。

● 鈣和維生素D

鈣和維生素D對有骨質疏鬆的老人家來說非常重要，因為這兩者相輔相成，與骨頭內的鈣質密度有密不可分的關係。「老人家缺鈣補鈣」是最直觀的想法，但是如果身體沒有維生素D的話，身體要把小腸裡面的鈣吸收進來就會有困難，所以兩種要一起吃才行！以鈣來說，銀髮族每天的建議攝取量是1200毫

73　Treasure Island (FL): StatPearls Publishing; 2022 Jan-
74　Q J Med 2013; 106:505–515

克，盡量不要超過2500毫克，以免影響其他的礦物質吸收。有在洗腎的患者，鈣的補充就更加重要。因為洗腎的人容易因為腎功能問題，沒有辦法把磷和鉀排出體外，磷太多的話我們的血液裡的鈣就會相對低，久了容易導致次發性副甲狀腺機能亢進、腎性骨病變還有讓血管組織鈣化，導致心血管疾病。洗腎患者如果補充鈣可以跟身體的磷結合，形成一種特別的化合物然後排出體外，延長洗腎患者的生命！根據衛生福利部第八版國人膳食營養素參考維生素D攝取量，51歲以上國人每日建議量為600 IU，每天攝取量以2000 IU為上限。而美國Institute of Medicine (IOM) 建議 70 歲以上老人家，每日補充800 IU，每日最高補充量為4000 IU。

● 葉黃素

前面有講到，年長者可能會有退化性的黃斑部病變，我們人的視覺最敏感的地方就是視網膜中心的黃斑部，用眼過度、長期暴露在紫外線、或高度近視都有可能早成黃斑部病變，會造成我們的視野扭曲或模糊，時間久了可能會導致失明。還好，如果想要預防退化性的黃斑部病變，可以給家裡的老人家適度的補充葉黃素，不過要補充多少才夠呢？一般人一天吃個10毫克其實就夠了，如果是老人家可以吃到20毫克甚至再多一點也不要緊，一天不要超過30毫克都很安全。

● 葡萄糖胺

很多阿公阿嬤非常的瘋葡萄糖胺（Glucosamine）這類產品，如果是為了退化性關節炎的話，補充葡萄糖胺和軟骨素是

很好的選擇，不過如果是為了強健骨頭的話，大家應乖乖吃D和鈣喔，不要補錯了！我們之所以需要葡萄糖胺，是因為當我們開始變老的時候，身體裡面的葡萄糖胺會耗損得很快，但是合成的速度又不夠快，沒有了葡萄糖胺的緩衝，我們的軟骨就會受損然後關節不斷磨損，接著就會出現僵硬、疼痛等症狀，也就是大家俗稱的退化性關節炎。那葡萄糖胺一天要吃多少？根據研究，一天吃1500毫克效果就很好，飯前、飯後吃都可以。

● 益生菌

老人家因為腸胃功能蠕動比較不好，加上纖維素攝取不足，導致便秘問題成為很多年長者普遍的困擾。因為這些生理因素而去看醫生的話，醫生往往都是開立一些軟便劑或是瀉劑，但其實除了這些症狀性治療的藥品，老人家也可以靠吃益生菌來輔助緩解便秘，常見的益生菌主要是ABC菌，可以整腸健胃，像常見的欣表飛鳴還有若元錠（WAKAMOTO）都是屬於含有部分ABC菌的產品，只要家中的老人家不是免疫力低下的人或是特殊體質，其實都可以吃喔！

給長輩的保健品可以磨成粉嗎？

接下來藥師要特別提一個很常被問到的問題，就是「保健食品可不可以磨成粉」？因為我們知道很多老人家有插鼻胃管，必須從鼻胃管餵食，然而很多慢性病藥品其實是不可以磨粉的，磨了就會影響到藥物釋放的效果。不過保健食品也有這樣的疑慮嗎？因為大部分的保健食品都不是為了要治療某一個

疾病，比較偏向是預防或輔助治療的時候才需要用，所以磨粉的疑慮比藥品來得小。

舉例來說，市面上有很多B群產品做成所謂的緩釋劑型，讓身體可以在長時間內都有足夠的量，如果你磨粉一次全部吃下去，就破壞了美意，超過身體可吸收的量，很快就會排掉浪費了。有一些益生菌也是，做成特殊劑型是為了要通過胃酸，一旦磨成粉，益生菌就有可能被腸胃道消化液提早破壞然後失去效果，所以如果有鼻胃管，可以在購買保健食品的時候告訴藥師，讓藥師幫你排除這些不建議磨粉的保健食品。

之前去日本玩的時候，時常有機會看到辛勤工作的日本銀髮族，日本社會的高齡化比臺灣快上不少，但他們又是相對長壽和健康的民族，所以無論是在餐廳或是百貨公司都可以看到很多高齡長者擔任服務生，以前人說辛勤之人不易老，對日本人來說，就算老了，如此辛勤除了對社會有貢獻，更可以維持正常的社交生活，以及延緩身體的退化速度，一舉數得。臺灣身為快速高齡化的國家，有日本人為借鏡，期待越來越多長者越老越康健、越老越樂活！

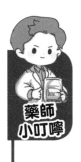

藥師小叮嚀

保健食品雖然不是藥，但是很多和藥物有交互作用，像是銀杏不可以跟阿斯匹靈一起吃、人蔘不可以跟毛地黃一起吃、單胺氧化酶抑制劑的抗憂鬱藥一起吃，建議購買時也要讓藥師知道你平常都吃哪些慢性病的藥，才不會吃了之後出問題！

更年期保健：善用保健品，助妳安然度過更年期

　　每個女性一輩子會經歷兩個重要的階段，分別是青春期和更年期，此時生理和心理都會產生巨大的改變，經過這兩個階段的洗禮，會蛻變成更成熟、更有魅力的自己。

　　由於荷爾蒙的改變，使整個身體必須承受全新的運轉模式，這個改變是非常巨大的，導致不少人會累積各種情緒和心理壓力。女性真的很偉大，年輕的時候為了要生兒育女，每個月都要來一次經期，維持生育的體質，生小孩時又得在鬼門關前走一遭。到了更年期的時候，又會遇到因為荷爾蒙改變帶來的種種困擾，然而此時體力已經大不如前，特別需要補充足夠營養，才能夠面對荷爾蒙分泌減少帶來的身體改變。現代女性有必要認識女性更年期會缺乏的營養有哪些，以及要怎麼補充才能安然度過更年期。

鈣

首先是鈣，一旦身體裡面的雌激素分泌下降，骨密度也會因此受到影響，人到了中年以後鈣質流失率可能高達年輕時的2至3倍，更年期以後的婦女流失量更大，所以鈣的補充就變得相對重要。至於更年期的女性，一天要吃多少鈣才夠呢？一般來說每日建議補充量其實和健康成年人差不多，大約固定補充1100毫克即可，若因為擔心骨質疏鬆想再多補充，只要注意不要超過2500毫克都是很安全的。

服用鈣補充品時，如果想要增加吸收的量，最好採用少量多次的補充法，因為身體一次能吸收的鈣量最多就是500毫克[75]，所以若能三餐隨餐吃吸收效果最好。另外要注意不要跟含有大量纖維素或草酸的食物一起吃，像是菠菜、韭菜、橘子、草莓等。記住一個原則，**高鈉、高蛋白質、高纖維，這三高都會降低鈣的吸收**。

維生素D

身體若要有效地吸收鈣，就一定要有維生素D，這對於改善骨質疏鬆有很大的幫助。此外維生素D是荷爾蒙的前驅物質，可以維持荷爾蒙的平衡，所以也建議更年期女性補充。

事實上不分男女，國人有6成的人缺乏維生素D，根據衛

75　Linda Houtkooper, Vanessa A. Farrell, Veronica Mullins, Calcium Supplement Guidelines, Cooperative Extension, University of Arizona, AZ1042-2017, July 2017

生福利部第八版國人膳食營養素參考維生素D攝取量，51歲以上每日建議量為400 IU，每天攝取量以2000 IU為上限。而美國Institute of Medicine (IOM)對維生素D的建議量為：未滿70歲成年人，每日可攝取600 IU，70歲以上者，每日可攝取800 IU，每日最高補充量為4000 IU[76]。

市面上維生素D的產品有很多種，包括有膠囊、口含錠、粉末甚至還有液體等，軟膠囊或液態在吸收上都算是不錯的劑型，建議可以跟鈣補充品一起服用。同時維生素D是脂溶性的維生素，可以跟食物一起吃，以增加吸收率。另外除了直接購買維生素D產品，也可以靠魚肝油來補充，裡面有豐富的維生素A和維生素D，是一個不錯的選擇。

黑升麻

黑升麻是近幾年非常紅的更年期補充品，但許多人並不熟悉，甚至以為和黑芝麻有關。黑升麻的本名是北美升麻，一種毛茛科的植物，其根和莖經過萃取，可得到多種三萜類的皂苷成分，可以用於更年期的一些常見病症，像是熱潮紅、出汗、睡眠障礙、焦躁和憂鬱等，據記載，數百年前的美洲原住民就已經有使用紀錄。

根據研究，使用黑升麻對於改善自然性或是醫源性停經症

76 Ross AC, Manson JE, Abrams SA, Aloia JF, Brannon PM, Clinton SK, Durazo-Arvizu RA, Gallagher JC, Gallo RL, Jones G, Kovacs CS, Mayne ST, Rosen CJ, Shapses SA. The 2011 report on dietary reference intakes for calcium and vitamin D from the Institute of Medicine: what clinicians need to know. J Clin Endocrinol Metab. 2011 Jan;96(1):53-8. doi: 10.1210/jc.2010-2704. Epub 2010 Nov 29. PMID: 21118827; PMCID: PMC3046611.

候群是有效的，國內目前已經有進口以黑升麻萃取物為主的藥物，也取得衛生福利部的適應症核可。黑升麻會作用於人體的血清素系統及類嗎啡系統，像以改善熱潮紅來說，黑升麻可能透過血清素系統，和下視丘裡面的5-HT7、5-HT1A受器結合，達到調節體溫的效果[77]。根據研究顯示，使用黑升麻一段時間後，在某些會受到雌激素影響的器官，像是乳房、子宮內膜等都不會有影響，更不會影響體內其他荷爾蒙，像是濾泡生成素、黃體生成素[78]。也就是說，使用黑升麻在人體不會造成某些荷爾蒙療法會出現的副作用。

　　但若是罹癌的病人使用黑升麻，對於疾病的控制會有效果嗎？或是會不會反而增加危險性？我們知道乳癌幾乎占了女性癌症的三分之一，在2013年有一篇系統性回顧，指出使用黑升麻並不會增加乳癌的風險，甚至有研究的結果顯示，使用黑升麻可以降低乳癌復發的風險[79]，主要還是因為黑升麻不會影響女性荷爾蒙的體內濃度，所以安全性比較高，不過就目前可以找到的研究並不是很多，只能證明在半年內使用這個藥品基本上安全性很高，不過如果想更長期的使用還是需要請教醫師。目前市面上常見的藥是像是喜婦寧（Cimidona），是一種非處方藥物，一顆含量是6.5毫克，原則上一天吃一顆，算是很安全的藥

77　Powell SL, Gödecke T, Nikolic D, Chen SN, Ahn S, Dietz B, Farnsworth NR, van Breemen RB, Lankin DC, Pauli GF, Bolton JL. In vitro serotonergic activity of black cohosh and identification of N(Omega)-methylserotonin as a potential active constituent. J Agric Food Chem. 2008 Dec 24;56(24):11718-26. doi: 10.1021/jf803298z. PMID: 19049296; PMCID: PMC3684073.

78　Ruhlen RL, Sun GY, Sauter ER. Black Cohosh: Insights into its Mechanism(s) of Action. Integr Med Insights. 2008;3:21-32. Epub 2008 Aug 27. PMID: 21614156; PMCID: PMC3046019.

79　Fritz H, Seely D, McGowan J, Skidmore B, Fernandes R, Kennedy DA, Cooley K, Wong R, Sagar S, Balneaves LG, Fergusson D. Black cohosh and breast cancer: a systematic review. Integr Cancer Ther. 2014 Jan;13(1):12-29. doi: 10.1177/1534735413477191. Epub 2013 Feb 25. PMID: 23439657.

物，比較常見的副作用是腸胃道不適或是頭痛等現象。

大豆異黃酮

為什麼女生需要補充大豆異黃酮？大豆異黃酮是一種植物性雌激素，構造其實跟身體的雌激素很類似，身體裡面如果有足夠大豆異黃酮，就可以控制雌激素的分泌，更年期婦女症狀往往就是因為雌激素分泌不夠而導致，所以適量補充，長期下來有機會緩解更年期的不適症狀。

不過藥師時常被問到：「若已罹癌過的婦女，還可不可以補充大豆異黃酮的保健食品？」根據一篇系統性回顧研究顯示[80]，對於改善婦女更年期的症狀，大豆異黃酮確實有其效果，甚至對骨質疏鬆也有幫助，而且目前研究也沒有辦法證實使用大豆異黃酮與癌症風險相關，甚至有研究認為大豆異黃酮攝入量越高，癌症復發風險越低[81]。

但是有一點很重要的，如果是更年期症狀很嚴重的人，想要單靠補充大豆異黃酮取代補充雌激素，有點難，技術上找醫師使用荷爾蒙療法比較實際。一般4、50歲的女性朋友就可以開始做預防性的補充，建議劑量是一天40至50毫克，覺得不夠的話可以補充到70至80毫克。

80 Chen LR, Ko NY, Chen KH. Isoflavone Supplements for Menopausal Women: A Systematic Review. Nutrients. 2019 Nov 4;11(11):2649. doi: 10.3390/nu11112649. PMID: 31689947; PMCID: PMC6893524.

81 Kang, X., Zhang, Q., Wang, S., Huang, X., & Jin, S. (2010). Effect of soy isoflavones on breast cancer recurrence and death for patients receiving adjuvant endocrine therapy. Cmaj, 182(17), 1857-18

月見草油和琉璃苣油

月見草油和琉璃苣油也是兩種可以選用的優良補充品，此兩種油裡面都含有一種稱為GLA的物質，可以增加體內的DGLA然後轉換成前列線素E1型，有機會進一步改善更年期症候群。

針對一般保養需求，月見草油由於含GLA的量比較低，所以建議一天可以吃1000至8000毫克不等，而琉璃苣油的GLA含量較高，一天可吃2000至4000毫克不等。如果想要天天補充的話，只要補充最低量即可[82]。

利用飲食補充色胺酸、B_6及鎂

其實更年期的營養補充不一定要靠保健食品，日常生活中飲食若能多注意調整的話，對於更年期仍有很大的助益。更年期女性容易失眠，幫助睡眠的營養素主要有色胺酸、B_6還有鎂。色胺酸是製造褪黑激素和血清素的原料，牛奶和香蕉裡含量豐富，多吃這兩種食物可以輕鬆補充色胺酸。

B_6可以幫助神經穩定，睡眠睡得更好，常吃堅果類或是深綠色蔬菜就會吃到不少。

至於鎂，除了蔬果雜糧之外，巧克力也含有非常多的鎂，適量補充巧克力，心理開心，又可以幫助生理機能讓你睡得好！一般建議食用黑巧克力（可可含量70%以上）是更好的選

---

82 https://www.drugs.com/npp/evening-primrose-oil.html
https://www.drugs.com/npp/borage.html

擇，因主要成分含量高，糖分也相對少。

年下很流行的生酮飲食，並不建議更年期婦女採用，因為可能會造成骨質疏鬆；低卡路里的飲食也不建議，因為可能會讓基礎代謝率變太低，建議使用這種新型態的飲食方法前最好去請教醫師及營養師。其實營養均衡、少量多餐，比去嘗試一些瘦身的減肥方法都來得更安全、更健康，若能每天都吃點全穀類、蔬果、豆類和堅果類，少吃紅肉和甜食，適時吃點黑巧克力，度過更年期絕對不是難事。

運動維持肌力

其實除了吃對東西，很重要的就是要養成運動的習慣，很多人覺得練肌肉是年輕人的事情，事實上，年紀越大越需要好好練肌肉。人體大約過了30歲，每10年肌肉量都會下降3%至8%[83]，若肌肉量已經不多又不去訓練它，最後就會萎縮。電視廣告常提到老人家膝蓋不好，其實要有強壯的膝蓋就是要做一點重量訓練，維持關節處的骨骼肌肉量，讓肌肉去牽動你身體的骨骼，才不會動不動就磨損膝蓋。

另外肌肉才是真的會耗能的組織，脂肪組織是不會消耗熱量的，雌激素減少之後，很多人會出現三高、心血管還有肥胖等問題，所以**保持運動習慣，在肌力、肌耐力、有氧都下點功夫可以過得更開心**。藥師在健身房常和很多上了年紀的阿姨一起運動，發現她們不管是拳擊有氧、槓鈴有氧樣樣精通，身上

83 Volpi E, Nazemi R, Fujita S. Muscle tissue changes with aging. Curr Opin Clin Nutr Metab Care. 2004 Jul;7(4):405-10. doi: 10.1097/01.mco.0000134362.76653.b2. PMID: 15192443; PMCID: PMC2804956.

彷彿有用不完的精力，那些更年期婦女的症狀在她們身上似乎從來不曾出現過，反而是越活越年輕、越活越自信。

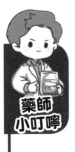

有些婦女更年期後容易有泌尿道感染的問題，平常適量補充蔓越莓有保養的效果，不過重點還是要多喝水，並注意陰部的清潔，若出現感染症狀須盡快就醫！

有的人擔心年紀大了會有老人斑，此時可以使用一些市面上美白的產品，也可請教皮膚科醫師，有些A酸或是杜鵑花酸的外用處方藥對去斑有不錯的效果。

預防骨質疏鬆，除了要攝取鈣質和維生素D兩種維生素，最好保持每周至少3次的運動習慣，結合肌力、有氧和伸展，可以有很好的效果。

3-4

孕期保健品：每個階段都重要，兼顧媽媽及寶寶

　　現代人生育率越來越低，很多人寧願當頂客族（Double Income, No Kids）也不想花錢買奶粉，薪水較低的民眾擔心無法給孩子好的教育環境，所以不生小孩，而薪水高的族群有不少選擇把重心放在自己身上。臺灣生育率越來越低，而高齡人口比率逐漸上升，導致頭重腳輕的人口結構，也造成不少社會問題。事實上生育率低的原因不只這些，現代人因為工作壓力大、往往該補充的營養沒有好好補充，間接使生育力也下降。或許是因為文化的變遷、環境的限制，很多人終於下定決心要好好備孕時，已經是高齡產婦，這時候要做的事前準備，想當然爾一定比較辛苦。

　　針對想要懷孕的女性，首要之務，當然是幫寶寶創造一個適合生長的環境，所以飲食均衡非常的重要，除此之外，若能定期補充一些維生素，就能更相得益彰。

備孕期建議補充的營養素

備孕時期有兩種維生素建議備孕婦女補充，分別是：

● 維生素E

維生素E的另一個名字是生育醇。從字面上就可知這是一個與生育相關的維生素，缺乏維生素E的民眾若適當補充，可以促進性激素分泌，男性朋友精子活力和數量會增加，女生的卵巢會受到刺激，除了可提高生育能力，其抗氧化作用可以讓生育器官更健康。成年女性的話一天大約可補充10至15毫克，或者是400 IU即可[84]。

● 葉酸

對於想要懷孕的女性很重要，因為葉酸是參與體內細胞分裂很重要的輔酶，缺乏葉酸的話，寶寶有較高機率出現神經管缺陷，而且通常都發生在受孕的初期，也就是說若沒有做好準備，在身體大量缺乏葉酸的情況下受孕，就有可能造成小寶寶脊椎和大腦發育不完全的症狀，所以想要受孕的婦女可以於備孕時期每天補充400至600微克的葉酸，為受精之後小寶寶快速的細胞分裂[85]做準備。

84 Erkekoglu, P. , & Santos, J. S. , (Eds.). (2021). Vitamin E in Health and Disease - Interactions, Diseases and Health Aspects. IntechOpen. https://doi.org/10.5772/intechopen.87564

85 衛生福利部公告資料 https://www.mohw.gov.tw/cp-16-37603-1.html

懷孕期建議補充的營養素

如果已經成功受孕進入懷孕期，一般會再細分成三個階段，以三個孕期做區隔：第一孕期0至12周、第二孕期13至28周，以及第三孕期29至40周，每一個孕期需要補充的維生素種類和量不盡相同，分別說明如下：

● 第一孕期

在這個階段，會建議準媽媽們補充的維生素主要有幾個，第一是從備孕就開始補充的**葉酸**，懷孕前建議一天補充400至600微克，而到第一孕期就可以考慮補充600至800微克。此階段胚胎會不斷的進行細胞分裂、成長，需要更大量的葉酸支援。

其次可以補充**維生素C**，提升身體抗氧化能力，讓媽媽和寶寶更健康，同時還可以促進葉酸的吸收利用。衛福部建議懷孕婦女一天要補充110毫克以上的維生素C[86]，其實再多補充些也不要緊，不要超過衛福部的每日建議最高劑量2000毫克即可。

第三，建議從第一孕期就可以開始補充**鐵**。根據政府資料統計，懷孕媽媽在前期就有可能有缺鐵問題，到第三孕期甚至有一半的懷孕婦女缺乏鐵質。缺乏鐵可能會導致缺鐵性貧血，導致嬰兒早產或是出生體重過輕。鐵劑補充一般於第一及第二孕期，每日補充大約15毫克即可。

補充鐵劑時記得不要跟牛奶一起喝，也不要和胃乳或抗生

86 衛生福利部孕產期營養參考手冊

素併服，因為**鐵劑空腹吃的效果比較好**，倘若空腹吃鐵劑有出現不良反應，則可以稍微降低劑量，觀察不良反應是否會消失。

另外懷孕期間也可適當補充**益生菌**，因第一孕期的婦女時常有便秘或是腸胃道功能變差的現象，若補充一些益生菌，再搭配良好飲食運動習慣，便秘的問題或許就可獲得改善。

另外缺乏**維生素B₁**的媽媽容易導致下肢水腫、麻木、神經炎、消化系統障礙等，缺乏**維生素B₂**會導致口角炎、舌炎、脂溢性皮膚炎、眼睛畏光等，根據衛福部的資料統計，這兩個B群成員也是懷孕媽媽很常缺乏的，所以建議女性同胞於懷孕的時候適量補充B群產品。

● 第二孕期

除了前述之營養素要繼續補充之外，此時也可開始補充鈣質。坊間有一種說法：懷孕婦女比較容易掉牙齒。其實這個說法是有根據的，因為寶寶在肚子裡越長越大，為了發育骨骼就必須要從母親身上攝取大量鈣質，倘若大量的鈣都供給胎兒，媽媽就有可能骨質疏鬆或出現牙齒鬆脫等問題。

所以一般醫師會建議，懷孕的婦女從**20周後就要開始補充鈣質**。補鈣質的方法最簡單的就是從食物攝取，無論喝牛奶或者是吃小魚乾，甚至靠保健食品來補充都相當方便，一天建議的攝取量大概是1100毫克上下，多一點或少一點都無妨。我的某個同事懷第一胎時，懷孕中後期只要一天沒有補充鈣，當天晚上睡覺馬上腳抽筋！因為鈣質也是肌肉收縮很重要的維生素，

可見得補鈣之重要性。如果可以的話也可以同時攝取一些**維生素D3**，增進鈣質吸收，市面上很多產品都是D3+鈣，十分方便，不過有一點要特別提醒：**鈣和鐵劑不要併服**，兩者盡量隔開2至4小時吃，避免產生交互作用。

● 第三孕期

除了前述提過的各種營養素繼續補充，鐵劑可從一天15毫克增加到一天45毫克。

另外可再加上Omega-3補充，Omega-3裡面主要含有DHA和EPA，而DHA是寶寶大腦發育很重要的物質，適量補充可以讓胎兒頭好壯壯，也有機會改善懷孕婦女的情緒，懷孕後期一天補充的量維持2000毫克的Omega-3即可[87]，不過因為Omega-3裡面的EPA具有抗凝血效果，大量補充可能會讓凝血功能下降，為了避免生產的時候會有大量出血的狀況，建議可以在生產前一至兩個星期與醫師討論是否應該停用魚油的產品。

前述相關營養素建議大多符合一般人飲食習慣，但若孕婦本身吃素的話，可以選擇**素食類的保健食品**或者以食物來取代。例如全素者不能喝牛奶或是吃動物製成的鈣補充劑，就可以選擇**化學合成的鈣**，像是碳酸鈣、檸檬酸鈣或是海藻鈣。Omega-3大部分市售都是魚油產品，針對素食者則可以改吃**海藻油**產品，而且魚油的產品有時候會有重金屬累積，吃海藻油就可以避免這個問題，只是普遍來說海藻油單價比較高。

---

87 Ashley S Roman, Omega-3 Fatty Acids and Pregnancy, October 2010Reviews in Obstetrics and Gynecology 3(4):163-71

注意懷孕期出現的併發症

懷孕的媽媽有可能產生一些併發症，像是妊娠糖尿病和妊娠高血壓。

妊娠糖尿病是懷孕時期最常見的併發症，主要是因為懷孕的時候生理狀況改變而引起的糖尿病，通常沒有辦法預防，若孕婦發現自己出現「吃多、喝多、尿多」的症狀，可以考慮去醫院檢查看看，現今懷孕24周前後的妊娠糖尿病檢查幾乎是必驗的自費項目。另外，輕度的妊娠糖尿病可以從飲食控制以及運動來改善，嚴重的話醫師可能才會考慮使用藥物，通常妊娠糖尿病並不是永久的，生產完就會改變，不過還是建議之後要做例行檢查。

妊娠高血壓，顧名思義也是因為懷孕引起的高血壓，這是威脅到孕婦和寶寶生命的疾病，也會影響到胎兒的生產，所以如果孕婦出現頭痛、想吐的症狀，除了好好休息，建議也要定期量測血壓，如果發現不對勁就要趕快去看醫生。

產後媽媽可補充的營養

至於產後的媽媽可以吃什麼保健食品呢？原則上，**第三孕期的保健品都可以繼續吃**，不過對於哺乳的孕婦，葉酸可以改為一天吃500微克即可，另外因為開始哺乳了，所以也可以補充一些**大豆卵磷脂**，人類的乳汁裡面因為有很多的脂肪，流動性比較差，有些媽媽會因此產生塞奶現象，導致乳汁阻塞甚或發

生乳腺炎。國外許多哺乳指引會建議容易乳腺阻塞或是反覆乳腺炎的哺乳媽咪服用卵磷脂，每日劑量為3600至4800毫克，分為3至4次使用，可能是因為卵磷脂本身有類似界面活性劑的作用，可以增加乳汁的流動性，較不易塞住乳腺進而產生乳腺阻塞或是嚴重的乳腺炎。

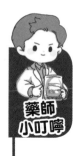

懷孕的媽媽需要補充的營養很多，但是也要避免補過頭。舉例來說，雖然缺乏維生素A會影響胚胎發育，但吃過量卻會增加寶寶畸形的風險，建議補充之前可以請教醫師或藥師。

此外懷孕後雖然攝取的熱量比以前多，但是一樣要考慮均衡飲食，不可以暴飲暴食，否則可能會導致一些懷孕的併發症。

產後如果有出現憂鬱的情緒也千萬不要自己憋著，想辦法排解或是尋求專業協助才是比較好的方式。

嬰兒・幼童的營養補充：
正確補給讓寶寶成為金貝比

CH1
CH2
CH3
CH4
CH5

特殊需求營養保健品／3-5嬰兒・幼童的營養補充：正確補給讓寶寶成為金貝比

　　嬰兒從呱呱落地，臍帶切除後，營養就沒辦法自動由母體傳入寶寶身上。幸好透過母乳，媽媽仍可以提供很完整的養分和抗體給小貝比。隨著寶寶年齡越來越大，終究要斷奶，面臨使用奶粉、開始接觸副食品的階段。孩子發育過程中，需要不少維生素、營養素的加持，不過從未有過經驗的新手爸媽，往往會不知道怎麼補充。

母乳提供寶寶強大免疫力

　　不可否認，小寶寶的營養補充非常重要，因為免疫力是從小養成的，其中又以哺餵母乳最為重要。基本上「喝母奶的好處多於喝配方奶」這個概念，在衛福部的大力推行之下，應該已經是全民共識了。不過很多媽媽還是有很多疑慮，例如喝母奶後還需要讓小寶寶補充保健食品嗎？母奶可以提供多久保護

力？為什麼有的寶寶喝了母奶之後反而加重黃疸現象？

首先母奶裡面有很多免疫球蛋白，像是IgG、IgM和SIgA，透過母乳可以將先天以及後天的抗體送給小寶寶，其中SIgA在母乳抗體中占了超過90%，在人體免疫裡面扮演很重要的角色。小寶寶剛出生時，腸胃道還沒有足夠的免疫力，這時候SIgA會透過母乳，在身體主要有黏膜的地方形成保護，所以腸胃道、呼吸道等都會有SIgA防護罩。專家建議如果允許的話，盡量讓小朋友0至6個月都喝母奶，不行的話建議至少餵養3個月，根據研究，小寶寶3歲前因為免疫系統還沒有完全成熟，可能導致頻繁的感染，若能提供長期母乳餵養，可以提供很強大的被動免疫[88]。

但若媽媽自身在用免疫抑制藥品或有細胞毒性的藥品，就不可以哺乳，雖然大部分藥品其實不會影響哺乳，不過建議就診時要告知醫師。喝母奶的寶寶也有可能出現一些問題，其中之一是黃疸現象，這主要跟膽紅素的代謝有關係。根據中華民國小兒科醫學會的建議，只要黃疸指數不超過15至17，都可放心的哺餵母乳。若超過此指數時可以持續哺餵母乳，或暫時以母乳加配方奶餵食，或暫時換成配方奶，再加上照光治療。

88 Czosnykowska-Łukacka, M., Lis-Kuberka, J., Królak-Olejnik, B., & Orczyk-Pawiłowicz, M. (2020). Changes in Human Milk Immunoglobulin Profile During Prolonged Lactation. Frontiers in pediatrics, 8, 428. https://doi.org/10.3389/fped.2020.00428

配方奶沒有最好，只有最適合

　　既然講到配方奶，就要來解釋一下，只要不是母乳或是純粹的羊乳、牛乳，額外加東西進去的就稱做配方奶。市面上配方奶的種類非常之多，主要差異是在各種維生素、營養素、礦物質還有蛋白質和脂肪添加比例的差異，沒有一種配方奶適合所有的寶寶，通常都是試了才知道。如果寶寶對牛奶過敏，水解奶粉才是重點。水解奶粉是把原本大的蛋白質切成小的胜肽，水一沖就溶解，而且可以降低對牛奶蛋白過敏的狀況，讓小朋友更完整的吸收營養，不過水解蛋白最大的缺點就是沒有「奶味」，有的寶寶如果一開始就喝很香濃的配方奶，換成水解奶粉適口性可能會變差，因為沒有那麼好喝。

維生素D

　　至於小小孩適合吃什麼保健食品補充額外的營養呢？主要建議額外添加的是維生素D。維生素D對於鈣質吸收和骨骼的發育非常重要，但母乳所含的D其實並不算高，如果媽媽本身缺D，寶寶又沒有補充，嚴重的話可能會有骨骼畸形、佝僂症、骨折等問題。從出生到青少年時期，建議每天可以補充400 IU[89]，也就是10微克左右的維生素D，現在市面上有很多**小朋友專用的維生素D滴劑**，很方便家長使用。

益生菌與益菌生

其次是益生菌。至於小小孩要吃什麼樣的益生菌？什麼時候開始吃呢？一般來說媽媽可以給小朋友的免疫保護大概可以持續半年，所以接近6個月的寶寶就可以開始補充益生菌，避免外來的病原菌侵入。以腸胃道來說，最常見的就是補充所謂的A菌（嗜乳酸桿菌）和B菌（比菲德氏菌），補充這些益生菌有利於小朋友腸道菌種的重建及平衡，同時也可以降低孩子腸絞痛、嘔吐、排便異常機率。另外也有一些研究認為小朋友吃LGG菌可以降低異位性皮膚炎的風險，不過研究也有指出它會增加氣喘風險，所以要不要讓嬰兒使用LGG，建議問過醫師再決定[90]。

除了益生菌之外，其實也建議**可以補充一些益菌生，或叫做益生質**，簡單來說就是提供良好的食物給益生菌吃，市面上最常見的就是一些寡糖和纖維質的補充品，益生菌有了良好補給就可以輕鬆建立起對抗外來病菌的堡壘。

鈣粉

坊間很常建議補充的兩個產品是鈣粉和DHA。6個月以下的寶寶建議一天要補的鈣是300毫克，6個月以上1歲以下建議一天要補400毫克，1至3歲是500毫克、4至6歲是700毫克、7至9歲是

90 BibTex MLA APA Chicago Güvenç, I.A., Muluk, N.B., Mutlu, F., Eşki, E., Altıntoprak, N., Oktemer, T., & Cingi, C. (2016). Do Probiotics have a role in the Treatment of Allergic Rhinitis? A Comprehensive Systematic Review and Metaanalysis. American Journal of Rhinology & Allergy, 30, e157 - e175.

850毫克左右[91]，無論是母乳或配方奶裡面都含有一定量的鈣，配方奶甚至比母乳高，所以不妨先看看寶寶喝的配方奶裡面的鈣含量有多少，如果一天已經攝取300至400毫克以上的鈣，就不需要擔心缺鈣問題，如果真的想要補充鈣粉，可以在寶寶開始降低奶量，副食品加進來的時候吃。

DHA

坊間有個說法，建議嬰兒補充DHA以輔助大腦成長，讓小朋友不會輸在起跑點上。事實上神經及大腦發育過程中DHA扮演重要的角色，是神經認知發育不可或缺的成分，不過根據目前看到的系統性研究或統合分析[92]，小寶寶額外補充DHA跟沒有補充的相比，在神經發育方面並沒有顯著的差異，不過也不會造成額外的損害。很多坊間配方奶都會標榜產品含有魚油然後賣得特別貴，事實上額外花大錢買高單價的配方奶並非必要。

鋅

臨床證實，在學齡年紀或更小的小孩身上，缺乏鋅容易造成過動的傾向。所以在歐美國家若小朋友出現過動現象，有時候醫師會建議小朋友檢驗體內鋅的量。鋅對小朋友的成長很重要，無論是免疫功能、傷口復原都需要鋅。根據美國疾病管

91　衛生福利部國人膳食營養素參考攝取量第八版

92　Heaton, A. E., Meldrum, S. J., Foster, J. K., Prescott, S. L., & Simmer, K. (2013). Does docosahexaenoic acid supplementation in term infants enhance neurocognitive functioning in infancy?. Frontiers in human neuroscience, 7, 774. https://doi.org/10.3389/fnhum.2013.00774

制中心建議，由於鋅在孩童成長發育的每個階段都扮演重要角色，7至24個月大的小孩每天約需要3毫克的鋅，建議家長**從6個月大開始就可以開始給小小孩補充富含鋅的食物，像是牡蠣、肝臟、紅肉、魚類**都是很好的來源；**小麥胚芽、南瓜子及堅果類**中也有鋅，或是可以到藥局請教藥師，買適合小朋友使用的鋅補充劑，也是很方便的選擇。

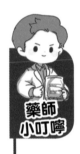

有的人會懷疑水解奶粉的營養不夠，事實上水解奶粉也是一種配方奶，所以高端產品有可能同時是水解成分，也具備很多營養素維生素，水解只是好溶解、好吸收，至於有沒有營養還是要看整罐奶粉的配方而定。除非小朋友有拉肚子、便秘或是過敏現象，否則不需要換成水解的。小朋友的成長關鍵是營養均衡，不是買一些高價品來補充。也不需要過度補充某類食物，舉例來說很多媽媽以為水果有很多維生素C，於是經常打果汁給小朋友喝，但如此一來反而可能讓寶寶攝入過多糖分。

另外想補充DHA可以透過魚類副食品補充，大型深海魚DHA含量高，不過有的媽媽也擔心孩子吃到重金屬，這時候當然要注意魚的來源。此外可以各種魚都吃，分散風險之外也可以均衡營養。

運動健身：
增肌、減脂並行

現在的臺灣社會，人人豐衣足食，對比昔日爺爺、奶奶那輩的問題是營養不良，現在的問題卻是營養過剩，肥胖的議題日漸受重視，減肥也成為全民運動。除了各種飲食法的出現，「健身」的觀念也開始在民眾意識中生根。城市裡大大小小健身房、運動中心一間一間開，也有越來越多人走進藥局問藥師：「我吃什麼才可以讓肌肉長快一點？」或是「我有在運動，但體脂很高，怎麼辦？」身為一個同事口中的「運動瘋子」，這節就來談一談增肌減脂要吃什麼好。

乳清蛋白

重量訓練是很多健身人士最常見的一種訓練方式，透過負重方式讓肌肉疲勞，然後蛋白質合成、修復肌肉，讓肌肉不斷增大。**不只是年輕人需要重訓，老人家更需要重訓，因為肌**

肉會帶動骨骼，有足夠的肌肉可以避免骨頭磨損，更可以維持好的移動能力。所以健身魔人最喜歡做完重訓後，來一杯高蛋白，補充運動過程中消耗的蛋白質以及長肌肉所需要的原料。不過市面上很多種蛋白選擇，有乳清蛋白、大豆蛋白、豌豆蛋白等，它們之間有何差異？

乳清蛋白是一種是由乳清（Whey）提煉出來的物質，乳清是從牛奶做成起司中間的產物，市面上乳清蛋白分成：濃縮、分離、水解等幾種。

濃縮乳清蛋白是我們最常見的產品，價格適中，有多種口味，裡面保留乳清的各種營養，包含乳糖和脂肪，所以乳糖不耐症的人不適宜使用，蛋白質大約占了每一份量的7至8成。

分離乳清蛋白是透過過濾技術，把乳糖以及脂肪等與蛋白質無關的大部分成分過濾掉，所以乳糖不耐症的人就可以喝，而且因為分子更小更好吸收，所以比濃縮乳清效率更好，不過也比較貴。

水解乳清蛋白比分離乳清蛋白的分子更小，更好吸收，每一份量的蛋白質含量超過9成，我私稱它是「乳清蛋白之王」，因為分子更小吸收率更高、乳糖含量更低，適用的族群更廣，不過因為製作過程繁瑣，成本高昂，所以是最貴的一種。

大豆蛋白或是**豌豆蛋白**都是從植物中製成的蛋白補充品，因為是全植物的，所以全素者可以放心食用。很多民眾問藥師，植物蛋白會不會比動物蛋白差？事實上，根據一篇2017年

的研究[93]，大豆蛋白所能提供人體吸收的蛋白質與牛奶相比，只有略低一些，而且大豆蛋白裡面所含的膽固醇，比乳清蛋白少，也就是如果要同時達到「增肌」和「減脂」的效果，從整體來看選用植物性蛋白並不遜於乳清蛋白。如果要再詳細比較大豆蛋白和豌豆蛋白的差異，根據2018年的研究[94]，可以發現，在不少胺基酸的比較上，豌豆蛋白似乎稍微好一些些，不過差異非常的小。以藥師自身經驗來說，喝大豆蛋白比較容易出現脹氣的問題，豌豆蛋白比較少，不過食物在每個人身上的反應本來就不同，以大豆蛋白和豌豆蛋白來說，藥師個人覺得差異不大，都是很好的蛋白質來源。

支鏈胺基酸（BCAA）

除了喝蛋白飲，最近很熱門的還有BCAA（Branched Chain Amino Acid），也就是支鏈胺基酸。藥師發現很多人都嚷嚷著要補充BCAA，但是真的了解它是什麼東西的民眾其實不多。人體中的胺基酸共有20多種，其中有幾個「必需胺基酸」為人體不可或缺的，BCAA就是這樣的存在。BCAA主要以白胺酸（Leucine）、異白胺酸（Isoleucine）與纈胺酸（Valine）所組成，各自有不同的作用。**白胺酸是參與肌肉合成的重要助手**，所以健身的人補充支鏈氨基酸原則上就是為了白胺酸。

---

93 Singhal, Sarita＊,†; Baker, Robert D.＊; Baker, Susan S.＊. A Comparison of the Nutritional Value of Cow's Milk and Nondairy Beverages. Journal of Pediatric Gastroenterology and Nutrition: May 2017 - Volume 64 - Issue 5 - p 799-805 doi: 10.1097/MPG.0000000000001380

94 Gorissen, S., Crombag, J., Senden, J., Waterval, W., Bierau, J., Verdijk, L. B., & van Loon, L. (2018). Protein content and amino acid composition of commercially available plant-based protein isolates. Amino acids, 50(12), 1685–1695. https://doi.org/10.1007/s00726-018-2640-5

很多人問：「難道喝乳清蛋白或大豆蛋白攝取不到白胺酸嗎？」事實上BCAA存在於市面上能見到的運動蛋白飲品，所以補充乳清蛋白一樣會攝入支鏈胺基酸，不過健身魔人為什麼要額外補充呢？因為乳清蛋白是大分子的蛋白質，必須要經過腸胃道消化分解成小分子後才能夠獲得BCAA，效率不如直接攝取小分子的支鏈胺基酸來得快、吸收率高，所以很多人直接購買BCAA來服用。畢竟人體在運動時，會同時消耗醣類、脂質和蛋白質，如果於運動前後多補充，可以讓身體消耗的蛋白質減少，還有額外的材料可以合成新的肌肉，成效會更明顯。

根據臺灣師範大學的研究[95]，如果在運動後補充BCAA可以明顯提升運動後45分鐘體內激素的比值，進一步提升運動後48小時內的最大自主等長收縮肌力。換言之，運動後攝取BCAA比起攝取醣類更能為運動員帶來持久的優良表現。

肌酸

同樣能夠為運動員快速補充能量的還有肌酸，人體在運動後需要利用三磷酸腺苷（ATP）來幫肌肉補充能量，增加爆發力，而ATP的合成必須要仰賴肌酸，所以很多專業運動員也會透過補充肌酸來讓自己有滿滿能量，**不過除非是大量運動，而且主要偏向以肌肉訓練為主的運動員才需要**；肌酸主要來源都是動物性食物，所以素食者的確也可能缺乏肌酸，若是素食的健身者，可以再詢問過專業後考慮補充，一般人的話藥師覺得不必要。健身男士們反倒可以考慮多補充一些含鋅的食物（如南

95 陳香吟，支鏈胺基酸搭配碳水化合物增補對下坡跑後蛋白質代謝的影響，國立臺灣師範大學體育學系博士論文，民國101年六月。

瓜或牡蠣），或是每天至少服用15毫克的鋅補充劑，**鋅為合成男性荷爾蒙重要的原料，對於運動表現的維持有所助益。**

　　另外長期補充這些蛋白質類的保健品，到底會不會傷腎也是很多人關心的重點。事實上，如果每天的蛋白質含量都有控制在固定範圍（每日每公斤低於1.5克），而且自身也有定期抽血做健康檢查的情況下，是不需要特別擔心的。但是如果自身已是慢性腎臟病（CKD）的患者，就必須要非常小心，使用前一定要詢問過專科醫師才可以使用。

　　減脂的話，市面上雖然有很多號稱能夠燃燒脂肪的保健食品，但是藥師認為最好的減脂方式還是從飲食做起，這也是為什麼很多健身達人都風靡水煮餐的原因。另外也可以適量攝取綠茶或是咖啡，因為裡面的兒茶素和咖啡因確實能夠提升代謝。雖然甲殼素或是成分為Orlistat的藥物能夠減少身體部分油脂吸收，但是治標不治本，如果不忌口的話，就算吃再多阻斷油脂吸收的藥物，攝取進身體的脂肪還是會不斷囤積，讓你變成圓圓人。總之，運動加上飲食控制，確實做到熱量赤字才是減重的最佳方式！

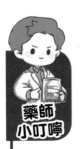

　　對於想要增肌或維持肌肉量的健身者，可以攝取每天每公斤體重至少1.2克的蛋白質，因為人體吸收蛋白質的量有限，若要大量攝取（如每日每公斤超過1.5克），建議詢問過醫師再使用比較安全。高齡者在沒有慢性腎病的情況下，也可以攝取每日每公斤至少1.2克的蛋白質，以預防肌少症的發生！

3-7

素食者保健：用保健品補充無法從食物中獲得之營養

　　以前的人吃素，大部分都是因為宗教因素，像是佛教徒講求不殺生，或者因為許願所以選擇吃素，但近年來，有越來越多人因為健康、環保的因素選擇吃素。茹素者因為飲食相對單純，而且缺少了很多動物性的油脂，綜觀吃素的確對於減輕身體負擔有所助益，很多準媽媽在懷孕期間吃素，養育出「胎裡素」的小嬰兒，事實證明，這些小嬰兒也都能健康地長大。

　　不過不乏有吃素的民眾關心，長期素食者是不是有可能因為少攝取了動物性食物，而使得身體營養素不均衡呢？

純素者易缺乏維生素B_2、B_{12}、維生素D和鈣

　　素食者分成很多型態，有純素、五辛素、奶蛋素、海鮮素等。奶蛋素及海鮮素食者因為還是有攝取動物性食物，相對的體內維生素比較不會缺乏，但是對於純素食者（任何動物性來

源食物都不吃）而言，的確有可能缺乏某些維生素，最常見的幾種包含了維生素B_2、B_{12}、維生素D和鈣。

根據衛福部的素食飲食指標手冊 [96]，素食者應該要注意自己熱量的攝取是否足夠，以及注意自身飲食中是否有涵蓋各類營養素，尤其是維生素B_{12}和維生素D，是素食者很容易忽略攝取的重要維生素。雖然這兩種營養並非完全無法從飲食中獲得，但是每個人的飲食習慣不同，如果又剛好是比較挑食的素食者，就有可能因缺乏這些維生素而影響生理功能。

以維生素B_2來說，因為大部分存在於動物性食物或是綠色蔬菜中，所以綠色蔬菜攝取較少的素食者就有可能缺乏B_2。同樣的，B_{12}大部分都存在於動物性食物中，而且身體沒有辦法自行合成，所以吃純素的人比較有可能缺乏維生素B_{12}。

除此之外，維生素D也是很多茹素者會缺乏的維生素，對此，很多吃素的朋友反映：「藥師，我都有上網查，晒太陽或是吃菇類就可以補充D了啊！」這樣說是沒有錯，但是現代人出門會擦防晒產品，阻擋了紫外線接觸，間接使得身體無法自行產生維生素D；另外不吃菇類的素食者，有可能無法補充足量的維生素D，而且菇類所含的是維生素D_2，與動物性食物含有的維生素D_3仍存在有些許差異（有部分研究指出維生素D_3優於D_2，不過仍須待未來更多研究支持）。確定的是，一旦缺乏維生素D，身體許多營養的合成便會受到影響，甚至會影響鈣質的吸收，造成骨骼相關問題。

---

96 https://www.hpa.gov.tw/Pages/EBook.aspx?nodeid=1214

定期健康檢查掌握是否有營養素缺乏情形

素食者要如何得知自己有缺乏哪些營養素？事實上我們身體的反應就是很好的參考。舉例來說，若缺乏B_2，很容易出現眼睛周圍發炎、皮膚出現脂漏性皮膚炎等現象；若缺乏B_{12}，容易產生一些神經的症狀，像是四肢冰冷、末梢血液循環變差等，也有可能會引發貧血。缺乏維生素D時自己不一定能明顯感覺出差異，很多人往往等到鈣質不夠、出現骨質疏鬆症甚至發生骨折時才發現問題大條了，所以藥師建議民眾，最好**養成定期做健康檢查的習慣**，抽個血驗一下自己的身體數值，就知道自己缺乏哪些營養。

孕婦及男性素食者

而同樣是素食者，也會因為特殊時期或角色不同而需要注意補充不同的維生素喔！以孕婦來說，根據衛福部的素食孕產期營養參考手冊所建議，**吃純素的孕婦，鐵質、鈣質和維生素E的補充就格外重要**。懷孕婦女一天可以補至1000毫克的鈣質，純素食者可能因為不攝取牛奶，從食物獲得鈣的機會變少，所以也可以考慮直接服用保健食品。另外鐵質也很重要喔！懷孕婦女前期和中期每天建議攝取15毫克，到了後期一天甚至需要攝取到45毫克才足夠；維生素E的話則建議每天要攝取至少15毫克，如果食物中攝取不足，一樣建議可以直接從保健品補充。

而**男性素食者比較可能缺乏是鋅**，一般來說，豆類食物或南瓜含有豐富的鋅，但有的素食者對這類食物較敏感，吃了可

能會脹氣或腸胃不適,所以攝取比較少,此時一樣可以補充一些保健食品,以男性來說,一天建議可以補充15毫克的鋅。

膠囊多為動物成分來源製成

此外有許多保健食品是動物原料製成的,茹素者需要特別注意,還有很重要的一點,**絕大部分的膠囊其實大部分都是豬皮製成的**,即便裡面的主成分是素的,仍有可能不小心吃進動物成分。這個時候民眾可以詢問藥師,請藥師查詢仿單或打電話問原廠,確認膠囊的成分是動物性還是植物性的,再決定是否使用該藥品或是補充該保健食品;或是詢問藥師可否將膠囊打開只吃裡面的藥物,因為直接攝取藥粉可能會影響到藥物的釋放及吸收,所以一定要記得詢問專業,切勿自己執行。

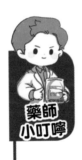

藥師小叮嚀

茹素者的飲食習慣會影響體內維生素的多寡,如果不確定自己是否有缺乏,或是身體覺得出現異樣的時候,最好的方式是到醫院進行身體健康檢查,再根據醫療人員的建議適度補充營養素。如果醫師已開立藥品級的維生素(如B_{12}),就不需要額外重複補充,若有疑義,可以在詢問藥師後再決定是否需要。

CH4

特別收錄

疫苗到底是什麼做的？安不安全？一般人該施打哪些疫苗？

新冠肺炎疫情趨緩，之後還需要持續打疫苗嗎？

許多家庭中必備的普拿疼，為何變得那麼「夯」？

藥師在本章中分享這些因為疫情，而使得詢問度變高的主題。

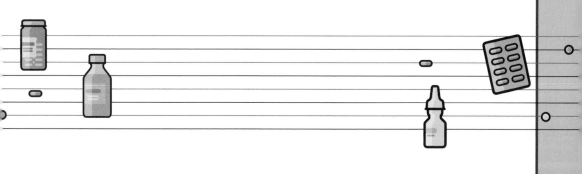

4-1

COVID-19疫苗：
建立群體免疫力

　　新冠肺炎爆發以來，各國衛生醫療主責單位無不絞盡腦汁，想盡辦法降低自己國家內疾病的傳染率以及重症率。對於已經被感染的人，雖然可以給予口服抗病毒藥治療，而且身體也會於感染後產生抗體，但由於康復之後身體所產生的抗體會逐漸消失，加上新冠病毒又是一個不斷變異的病原體，所以無論是世界衛生組織或是我國衛生福利部，都建議國人應該要接種新冠肺炎疫苗。

　　至今已經有相當多人接種過第一、二劑，但是對於第一劑以及第二劑追加劑（也就是第三劑和第四劑），則抱持相當保留態度，同時也產生很多疑問，像是「是不是我身上的第一劑和第二劑已經沒有用了？」、「那第三劑和第四劑打什麼廠牌好？」、「我聽說打太多劑副作用會加強？」、「我是年輕人，重症率低，可不可以不要打？」等問題，即使現在疫情已逐漸趨緩，但藥師認為多一分了解，就多一分安心，因此在這

節希望能盡力回答這些問題。

各種疫苗的差異

首先是國內疫苗這麼多種，至今已經有AZ、BNT、莫德納（Moderna）、Novavax、高端等不同廠牌的疫苗，究竟它們之間有什麼差異，又該怎麼選擇呢？

• AZ

第一個在臺灣開打的AZ疫苗，是一種腺病毒重組DNA載體疫苗。腺病毒本身雖然是病毒，但是卻不致命，這個技術的作法就是把新冠病毒的一部分（棘蛋白）放到無毒的腺病毒身上再送入人體內。有點像叫「長得很像壞人的普通人」穿上通緝犯的衣服在路上走來走去，雖然他們不會真的去害人，可是走久了大家都知道壞人長什麼樣子。以後真的壞人出現時，警察（免疫系統）就會出來打擊犯罪。根據WHO建議，接種的話兩劑之間要間隔8至12周，如果追加劑想要選擇其他種疫苗，BNT、Moderna及高端都是可以施打的選項。

• mRNA疫苗

莫德納（Moderna）或是BNT疫苗都是屬於mRNA的疫苗。這種技術主要是將無毒性新冠病毒的mRNA送進身體裡面，讓身體去產生類似新冠病毒的一小部分，藉以刺激身體產生免疫反應。打個比方，如果體內有工廠，我們把通緝犯身上穿的衣服

177

的製造「說明書」送到體內工廠去製造，一次製造出很多件，讓體內的警察（免疫系統）得以認出通緝犯並打擊犯罪。與AZ疫苗比較不同的是，滿6個月的小小孩就可以打莫德納作為基礎劑，BNT的話則是要滿5歲才可以接種，兩劑之間至少都要間隔4周。

● 蛋白質次單位疫苗

無論美國來的Novavax或是國內的高端疫苗，都是使用重組棘蛋白技術製造疫苗。棘蛋白是病毒身上無毒的一部分，把病毒無毒的一部分直接打進身體裡面，身體就能在很安全的前提下產生免疫反應，等到病毒真正入侵的時候，就可以快速派出軍隊抵抗病毒。和AZ不一樣的做法是，AZ是把通緝犯的衣服請別人穿上供警察認出，mRNA是把製作通緝犯衣服的「說明書」送到身體某工廠，大量生產後，再讓警察認出。次蛋白病毒是直接把已經做好的一萬件通緝犯的衣服在身體內四處發送，所以警察可以更省力的辨認。

● 去活化病毒

中國的科興疫苗就是這類技術。這是很傳統的疫苗製造法，原理是把死掉、對身體已經沒有傷害的病毒打進身體裡，有點像是先把通緝犯槍斃送進身體讓大家「認屍」，如果哪一天警察（免疫系統）又看到跟他長得一樣的傢伙，就會知道要趕緊把它處理掉！可是這種技術有兩個缺點，一個是通緝犯會易容，所以可能會長得不一樣而無法辨識，另外，若是槍斃時通緝犯沒有確實死亡，一樣會在街上流竄危害社會，也就是說

若病毒未被完全殺死，那打進去身體的病毒有可能反而造成人體感染。

打疫苗究竟有沒有用？

很多人都會質疑接種疫苗的效果，覺得病毒一直變種，或是自己曾接種過照樣也感染了新冠病毒，是不是乾脆就不要打疫苗了？這是一個錯誤的想法。疫苗是用來加強身體的免疫力，對抗外來病原體用的，並不保證人「絕對」不會感染。那為什麼政府還要大費周章鼓勵大家接種疫苗呢？最重要的原因是新冠肺炎雖然逐漸「流感化」，可是根據臨床統計，它還是屬於一個重症率較高的傳染疾病，雖然大部分的人感染後是輕症，但仍有一定比例會轉為重症，接種疫苗可以降低重症發生率，對於老人家來說，更可以大幅降低住院率及死亡率。數字雖然很重要，可是去比較接種疫苗後的保護力，因而選擇不打疫苗，是非常可惜的作法，因為群體免疫力必須要靠疫苗的接種率提升才能達成，沒有100%的疫苗，如果大部分的人都有抗體，病毒的傳播力就會大為下降，站在預防醫學的角度來看，還是非常建議大家接受疫苗注射。

至於打了太多劑疫苗，副作用會不會累積甚至變多的疑慮，根據目前衛福部的統計數據[97]看來，接種第三劑疫苗的民眾，不良反應出現的狀況並沒有提高，所以民眾可以安心施打。

97　衛生福利部疾病管制署以及食品藥物管理署網站

特殊族群施打疫苗前應經醫師評估

不過有沒有人不能打疫苗呢？一些特殊族群，包含小小孩、孕婦、免疫功能比較差或是正在接受某些特殊藥物像是免疫抑制劑的民眾，一定要經過專業評估才能施打。由於施打疫苗之前本來就要經過醫師評估，所以民眾要做好功課，詳實的告訴醫師自身目前有在使用哪些藥品、接受哪些治療或者是否有動過重大手術等，再由醫師去判斷能否接種最安全。另外根據衛福部公告的資料，哺乳中的媽媽是可以於哺乳期間去接種疫苗的。

接種疫苗後的副作用

目前打完疫苗目前最常見的副作用，最主要是疼痛和發燒，像藥師自身打完AZ之後大概12個小時，就開始出現發燒、全身無力、痠痛的狀況，但經過適度服用止痛退燒藥，症狀即獲得緩解。

大家很擔心的血栓或是心肌炎問題，以mRNA疫苗為例，根據衛福部的公告，110年3月22日至111年11月23日止，在國內接種超過6,300萬劑的民眾當中，共接獲了20,829件不良反應的通報，其中有408例反應在接種mRNA疫苗之後發生心肌炎或心包膜炎的問題，不良反應大概是0.000648%，而接種mRNA疫苗後所造成的立即性嚴重過敏反應（anaphylaxis），每接種一百萬劑

的通報件數小於一件，其實發生率並不高[98]。為了確保接種後不會出現突發的不良反應，醫師會要求民眾必須要先在原地觀察30分鐘才能離開，也要提醒大家若覺得不對勁應馬上就醫。

最後一個大家常問的問題就是，如果我得過新冠肺炎再來打疫苗有效嗎？目前衛福部的建議是，無論有沒有得過新冠肺炎都可以接種疫苗，也都會獲得保護力，只是建議從發病日起至少要間隔3個月[99]，而且要符合終止隔離或是治療好了之後才可以接種疫苗。

由於新冠病毒本身的突變力很強，從Alpha、Beta、Delta到Omicron，病毒演化變異從未停止，人類的防禦性武器必須與時俱進，因此科學家也不斷發明出新的疫苗來對抗各種突變的病毒，現在的次世代疫苗就是如此。雖然現今確診已經不是很可怕的事情，政府仍鼓勵民眾要定期接種最新的次世代疫苗，畢竟病毒演化之路尚未結束，將來更強大的變異株會捲土重來也說不定，還是把疫苗防護衣都穿好穿滿，才能得到最完整的保護，降低再次感染轉重症以及死亡的風險。

---

98 https://www.fda.gov.tw/tc/includes/GetFile.ashx?id=f638049927669804867&type=2&cid=42084
資料截止點：111年11月23日

99 https://www.cdc.gov.tw/Category/QAPage/JCyOJznV52tt35_bDBeHfA 根據2022/09/01更新之最新資訊

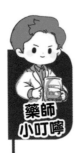

藥師
小叮嚀

無論是哪一種疫苗都能夠提供一定的保護力，而且疫苗能夠上市一定都經過嚴格的把關，請大家不要挑疫苗的品牌，有得打就趕緊去接種，提升身體保護力！

打完疫苗後一定要在原地休息觀察30分鐘，事後如果有不舒服，像是疼痛或是發燒，可以請教醫師可不可以使用藥品緩解。如果有出現嚴重頭痛、胸痛、腹痛、呼吸困難或是其他嚴重不良反應，請一定要馬上就醫處理，不要遲疑！

普拿疼為何成為新冠肺炎確診時的首選用藥？

　　新冠肺炎爆發以來，社會秩序、生活習慣、甚至人民價值觀都受到很大的衝擊，同樣地也影響到民眾的用藥習慣。如果說這兩年哪一個藥物最受到關注，除了抗病毒藥物瑞德西韋（Remdesivir）、倍拉雅（Paxlovid）和莫納皮拉韋（Monulpiravir）之外，應該就屬「普拿疼」了吧！幾乎所有藥局的同業都反應，民眾進來詢問藥物，最常問的一定是「你們這裡還有普拿疼嗎？」彷彿只要確診，吞幾顆普拿疼就沒事了，但有這麼簡單嗎？

可緩解新冠肺炎兩大症狀：高燒及喉嚨痛

　　一般來說，新冠肺炎的輕症患者可能會有哪些症狀呢？其實跟一般感冒很像，主要是喉嚨痛癢、流鼻水、發燒、咳嗽等症狀，有時候真的很難分辨到底是感冒還是新冠肺炎，最準確

的方法還是做篩檢，才知道到底有沒有確診。

不過新冠肺炎還是有一些症狀跟一般感冒不一樣，像是味覺或是嗅覺失調就是比較特別的症狀，在腸胃道部分會容易有噁心嘔吐、或是腹脹腹瀉等，另外還有一個很重要的判斷標準就是高燒不退，如果不明原因連續燒了兩三天，就要特別注意。所以為什麼疫情期間進出各大公共場所都要量體溫，就是要先做第一層的過濾，希望有傳染力的民眾不要跑來跑去加速疾病的傳播。既然發燒是新冠肺炎確診最常見的症狀，的確也是症狀治療上首先會被考慮的，很多人也同時會出現喉嚨痛的症狀，這個時候，來一顆退燒止痛藥的確就可以一次照顧到很多症狀，這也是為什麼普拿疼會竄紅的原因。

普拿疼其實是商品名，它的主成分是乙醯胺酚（Acetaminophen），抑制疼痛的機轉是藉由抑制腦內一氧化氮的生成而降低對痛覺的敏感度，也就是提升疼痛的閾值進一步達到止痛效果，並且也會作用於下視丘的體溫調節中樞，進一步降低體溫。

一般來說，乙醯胺酚常見的使用劑量為，成人每4至6小時給予不超過500毫克的劑量，對正常成人的最大劑量一天建議不要超過4公克（4000毫克）。市面上買得到的同成分藥品，一顆大約500毫克，一天不要吃超過8顆，否則可能出現急性肝臟中毒。如果是小朋友，因為大部分是喝藥水，所以只要照著指示喝，通常不會有問題，大於3個月的嬰幼兒就可以使用此藥物。如果是口服藥，一般建議的劑量是每4至6小時給予體重每公斤10至15毫克的藥物（所以體重10公斤的小朋友可以一次使用100至150毫克，一天服用4至6次）。孕婦也可以在醫師的指導下使

用普拿疼，相較於其他止痛退燒藥，這的確是更安全的選擇。

事實上，除了普拿疼可以止痛退燒，非類固醇的消炎止痛藥物（NSAIDs）也有很好的退燒效果，不過跟普拿疼相比，這類藥物有更高的機率產生藥物過敏反應，而腎臟功能不好的人必須慎用，孕婦也不建議使用，同時也因為比較容易產生胃酸，腸胃道不好的人可能還需要搭配胃藥使用。所以大部分的醫師針對新冠肺炎確診開立藥物時的第一選擇，仍是會以乙醯胺酚作為首選藥物。

注意普拿疼的禁忌症

普拿疼在使用上仍有其禁忌，由於普拿疼是經由肝臟代謝，所以有急性或慢性肝炎的人，使用普拿疼要特別小心。肝臟要代謝的不只是藥品，像是酒精乃至食物都需透過肝臟代謝。酒精代謝本身對肝臟已是不小的負擔，若是時常應酬或每天都會喝酒的人，使用乙醯胺酚也必須特別注意，每天最大劑量建議不要超過2公克，也就是4顆500毫克的藥量。若是乙醯胺酚輕微中毒，可能會有頭暈、噁心、嘔吐等現象，症狀再嚴重者腹部可能會出現疼痛；甚至有可能出現黃疸或是肝發炎、肝昏迷等現象，最嚴重者可能致死。民眾不可以因為其安全劑量高就忽略可能的潛在危險。

另外再補充一個有趣的小知識，如果大量使用普拿疼，導致中毒的話，你知道它的解毒劑是什麼嗎？答案就是另一個因為新冠肺炎爆紅的藥物，成分是乙醯半胱胺酸（Acetylcysteine），常見商品名是「愛克痰」或是俗稱「小鳥粉」的藥物。這個藥

品因為可以切斷痰液的雙硫鍵而有很好的祛痰效果，也是新冠肺炎確診時，醫師常常開立的藥物。

近來網路曾有傳言，吃了「一顆普拿疼會殘留在身體5年」，這是完全錯誤的說法，一般來說，藥物代謝主要看半衰期，也就是藥物進到身體後，濃度下降到原本一半所需要的時間。如果是一個健康的成年人，肝腎功能都沒有問題的情況下，一顆500毫克的普拿疼大概只需要半天到一天就能代謝掉，否則，為什麼我們還要定期吃藥呢？所以請讀者不要以訛傳訛，更無需自己嚇自己，只要正確使用，普拿疼是一個很安全的藥物。

現今新冠肺炎的治療，仍以症狀治療為主，換言之，大部分的情況下都不需要給予特殊藥物，只要根據症狀，提供相對應的藥物治療，其他的就靠你身上強大的免疫系統把病毒消滅啦！也因為這樣，像退燒藥物普拿疼、非炎、布洛芬等在醫院裡開立的量就比以往多很多，抗組織胺、止咳止喘的藥品也是一樣。

普拿疼不能殺死新冠肺炎病毒

如前段提及，發燒是很多新冠肺炎確診者一個很重要的特徵，所以很多人只要一發燒就會很警覺，有的人接下來就會去篩檢，這是正常流程。但另一種人會想要趕緊去吃個普拿疼把發燒壓下來，這樣大家才不會知道他可能確診，甚至有自作聰明的民眾，以為燒退下來病就會好了，所以一樣自己去買普拿疼來吃，實在大錯特錯。

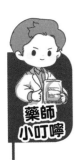

普拿疼沒有辦法殺死新冠肺炎病毒，也不可能治好新冠肺炎，它只能讓確診者比較舒服，讓身體有比較多力氣去對抗這個病毒。藥師擔心有的民眾以為燒退了就沒有傳染力，然後繼續到處趴趴走，這樣病毒的控制就會不如預期。近來甚至有聽到民眾在揪團「囤積」普拿疼，更是令人瞠目結舌，其實普拿疼說到底，只是一個退燒止痛的藥品，並非什麼神藥，甚至肝臟功能不好的人並不能亂服用，民眾可以少量作為備用藥物，但是千萬不要大量囤積，導致真正有需要的人買不到，更不可以把它當作保養品一樣，沒事就吃一顆以為可以強身健體，這樣只會對身體造成不必要的負擔，還可能拖延原本疾病的治療，得不償失。

藥師小叮嚀

感染新冠肺炎時，常常沒有特殊症狀，想要知道自己有沒有確診，不是以出現症狀來判斷，必須經過採檢才會知道，所以有症狀趕緊去看醫生、做篩檢，如果確診也不要緊張，根據醫師的指示使用藥品，治癒率很高！
另外，普拿疼可以退燒止痛，但是不能殺死病毒，也不可能治療新冠肺炎，它只能讓你身體比較舒服，讓你的免疫系統比較有能力去跟病毒作戰，所以囤積普拿疼是一件完全沒有必要的行為。親朋好友有人發燒，也不要自行拿退燒藥給他吃，應該請他先採檢並且就醫，再根據醫師的指示使用相對應藥品。

4-3

流感疫苗：提供高危險族群更好的保護力

　　每年秋天都是流感盛行的季節，此時天氣逐漸寒冷，民眾抵抗力普遍下降，感染流感的人數擠滿了診間。一直以來，政府都會鼓勵民眾接種流感疫苗，針對危險族群，像是65歲以上長者、學齡前幼兒以及高風險的慢性病人[100]等，更會提供公費注射，以減少民眾的負擔，並提升施打率。

不良反應是相對少數

　　新冠肺炎爆發後，政府更是鼓勵民眾接種流感疫苗，因為美國疾病管制預防中心（CDC）指出，流感疫苗不只可以降低流感威脅，針對新冠肺炎，也能有效降低重症和死亡率[101]。但有些流感相關的新聞，讓民眾感到害怕，不時會跑來藥局諮詢藥

---

100 https://www.cdc.gov.tw/File/Get/2IGuG1ycDLg9fKWmAKIRvQ
　　 111年度流感疫苗接種計畫 高風險慢性病人疾病代碼一覽表
101 https://www.cdc.gov/vaccines/pandemic-guidance/index.html

師：「疫苗裡面到底裝了什麼，是什麼做的？為什麼新聞報導說有中年人打了之後，過幾天就倒下病危？」

　　根據衛福部109年統計，國內流感疫苗不良反應通報76件，其中25人嚴重不良反應，包含4人死亡，死因大多是比較常見的心血管疾病。可是重點來了，大家只看到前面的數字，卻沒深入了解，其實經過醫學專家開會討論後，認為這幾起死亡與疫苗無直接相關，仍然建議維持現行接種政策。但是大家對疫苗還是有很多的疑問，有些人看到新聞後便放棄接種流感疫苗，以致喪失了良好的保護機會。事實上，每年接種的民眾都高達四、五百萬人，因為相對少數的不良反應放棄更好的保護力並不值得。

　　我們可以先來了解一下疫苗是怎麼製作，以及病毒株是怎麼選用的，還有打了之後出現副作用怎麼辦？

　　基本上疫苗的價數，可以視為病毒的型態，三價疫苗可以預防三種病毒株，四價疫苗可以預防四種病毒株。最常見的流感病毒分成A型和B型兩種，裡面還有各種不同亞種，以往三價的疫苗就是用來防止兩種A型和一種B型流感，新冠肺炎爆發後政府全面改用四價的疫苗，也就是能防止兩種A型和兩種B型流感，保護力更全面。不過說到疫苗接種，很多人擔心的是裡面的成分會不會導致身體產生過敏反應，或是一些副作用造成身體不適甚至出現嚴重的永久傷害。回答這個問題前要先說明，疫苗是如何培養的。

對蛋過敏者也能接種

　　一般疫苗的製作分成雞蛋培養和細胞培養兩種，無論哪一種製作方法都可以做出效果達標的疫苗，不過不同廠商因其技術考量會選用不同的方式製作。嚴格來講，細胞培養的疫苗品質比較容易控制，變異性較低，也較不會有雞蛋過敏的問題。不知道大家有沒有發現，以前接種疫苗前醫生都會問說會不會對雞蛋過敏，不過現今醫師似乎比較少問這個問題了，因為根據最新國際文獻資料顯示，即使是對「蛋」的蛋白質有嚴重過敏者，接種流感疫苗後出現嚴重過敏反應之機率極低，因此衛生福利部傳染病防治諮詢會預防接種組專家建議，可參考美、英等先進大國作法，把「已知對『蛋』之蛋白質有嚴重過敏者」從預防接種的禁忌症移除，讓原本對蛋有過敏的人也可以接種疫苗[102]。

　　一般雞蛋過敏都是在接觸後的30分鐘內會發生，常見的症狀是皮膚出疹和搔癢，根據現有針對雞胚胎蛋培養製造法之不活化流感疫苗研究顯示，就算曾因吃蛋發生嚴重過敏症狀者，還是可以在醫療院所由熟悉處理過敏症狀的醫事人員提供接種，重點是，接種後要在原地觀察30分鐘，確定沒有任何不舒服的症狀才可以離開。

　　除了雞蛋過敏，疫苗跟其他所有藥品一樣都有可能的副作用，最常見的是接種的地方會有疼痛、紅腫的現象，有的人可能還會伴隨發燒、頭痛、肌肉痠痛、紅疹、頭暈等，這些皆

---

102 衛生福利部疾病管制，疫苗安全及接種篇。https://www.cdc.gov.tw/Category/QAPage/kdRH13t_DqJHL4n3N0RVHg

屬正常現象，若出現這類輕微症狀，要多休息，多喝水，讓身體維持正常免疫力和新陳代謝。當然過去也有嚴重副作用的發生，像是全身性的過敏反應，甚至休克等問題，一旦發生要馬上送醫。不過這類型的不良反應也會在接種後的幾分鐘到幾個小時就出現症狀，不太可能接種疫苗數星期後，才出現嚴重不良反應。

定期接種才有效

很多民眾疑惑，打了流感疫苗之後會不會因為裡面的抗原抗體反倒感染流感？也曾有民眾打了疫苗之後，還是得了流感，對此感到不解。事實上流感疫苗是不活化疫苗，是讓流感病毒失去天生的活性和毒性所製成的，簡單的說就是死的疫苗。不過持續的保護力有限，必須定期補上才能維持效果，也就是說，流感疫苗施打後不會造成流感感染。不過的確有人打了流感後會有發燒的症狀，但那不是因為感染流感所致。

公衛專家每年會從A型和B型的流感病毒中各選兩種型態來做成疫苗，所以的確有選錯的可能。公衛專家只能根據流行的病毒株去做推測，但不能保證百分之百正確，畢竟環境條件不斷在改變，這也是為什麼很多民眾接種了疫苗後還是會得到流感的原因，不過即便沒有選到當年流行病毒株，也不代表完全沒有效。根據衛福部的資料，當疫苗株吻合的時候對人體的保護力約為40%至70%，疫苗株不吻合時平均估計保護力約為30%至50%。因此，即使流感疫苗株與當年流行的型別不吻合，接種流感疫苗仍能提供一定程度的保護力，所以總體來說，施打疫苗一定比不打的保護力高。

　　不過疫苗並非打進身體馬上就會發揮效用，一般大概要兩周才會發揮功效，所以如果很不幸的打了疫苗隔幾天直接接觸到流感病毒，就很有可能被感染。另外因為每年的病毒株都不同，加上剛剛講過流感疫苗是屬於「不活化疫苗」，所以每年都必須要施打才有辦法維持疫苗對身體的保護力。根據衛福部的建議，只要6個月以上的小朋友就可以接種公費疫苗，6個月以下的小朋友雖然抵抗力更弱，但因為年紀太小，藥廠沒有辦法針對這麼小的孩子去進行臨床試驗，因此無法確保這個疫苗打進身體的安全性。

　　另外衛福部建議孕婦也應該接種流感疫苗，因為懷孕期間生理狀況往往會有較大改變，因此會增加感染流感的嚴重度及產生併發症的風險，研究資料顯示，孕婦接種流感疫苗對自身或腹中胎兒往往無特殊危險性，因此建議孕婦也要接種流感疫苗。準備懷孕的婦女，也可考慮於流感季節來之前自費接種疫苗。如果孩子已經出生，則建議媽媽在生產後儘速接種疫苗，然後於寶寶出生後哺育母乳。研究顯示，懷孕期間接種流感疫苗以及出生後哺育母乳，可以減輕出生後6個月內嬰兒感染流感的嚴重症狀以及減少感染風險，可以給小貝比更安全的環境喔[103]！

---

103 衛生福利部疾病管制署，孕婦／6個月內嬰兒之父母篇https://www.cdc.gov.tw/Category/QAPage/UVXtkUrPYdBmTg3eDN93Bg

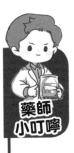

藥師
小叮嚀

流感疫苗施打多年，造成的不良反應很少，而且事後分析很多和疫苗沒有直接關係，所以除非是特殊體質，不然無論是老人、小孩、孕婦、青壯年人口，都可以施打流感疫苗。對雞蛋過敏或是不確定會不會對雞蛋過敏的人一樣可以接種流感疫苗，只是打完疫苗之後要記得在醫療院所停留30分鐘，確定沒有過敏症狀才可以離開！

4-4

其他常見疫苗：與醫師討論 最合適的施打計畫

　　16世紀美洲見證了大航海時代的豐饒，跨海到此的西班牙人徹底擊敗了阿茲特克帝國以及印加帝國。藥師多年前曾到馬丘比丘造訪，看到古老印加帝國的遺跡，完全可以想像當時帝國的強大和富庶。憑藉著高超的工藝技術，留給後人的是一座座令人咋舌的偉大建築。西班牙人帶走了白銀和各種值錢的物品，留給當地的卻是從歐洲傳來的可怕疾病「天花」，造成了美洲原住民大量死亡，帝國也逐漸走向毀滅。一直到了18世紀末，牛痘的出現才拯救了美洲大陸，倘若這人類史上第一支疫苗沒有出現，恐怕有更多人的性命會折於它之手。疫苗的英文叫做Vaccine，來自於拉丁語的「牛」（Vacca），從字源就看得出牛不只是犁田翻土，還幫助人類對抗致命病毒。

　　到了今日，許多新的病原體出現，在人類社會造成各種流行，隨著科學的進步讓我們手上多了很多防禦性武器，各種疫苗的問世，降低人類流行病感染率、延長了人類的生命。雖然

人類和細菌病毒的戰爭看來沒有盡頭，但透過疫苗接種，就能爭取更多時間為下一次的襲擊做準備。衛福部疾管署針對國人需求，提出了一份建議施打的疫苗清單，本節就來介紹一下每種疫苗的作用以及施打注意事項。

針對19至64歲的成年人，疾管署列出了5種疫苗建議成人施打[104]，分別是破傷風、白喉、百日咳混合疫苗、季節性流感疫苗、A型肝炎疫苗、人類乳突病毒（HPV）疫苗以及帶狀皰疹疫苗，這幾種疫苗相較於其他都是流行性比較高，而且有的是終身帶原，甚至有可能造成細胞病變的風險，所以建議施打。

（流感疫苗詳見前節內容）

破傷風、白喉、百日咳混合疫苗

破傷風桿菌是生活中很常見到的細菌，不小心被針扎或是被動物咬傷就有可能讓細菌進到體內引起感染，發病時可能會引起肌肉攣縮，一旦影響到呼吸系統的肌肉，甚至有可能引起死亡。白喉和百日咳則是會侵襲呼吸道，對於免疫力低下的族群需要特別小心。政府建議，每10年最好接種一劑破傷風+白喉疫苗，中間加一劑破傷風+白喉+百日咳疫苗。孕婦方面，建議每次懷孕至少於第28至36周，接種一劑破傷風+白喉+百日咳疫苗，這樣才能使媽媽的抗體順利傳給寶寶。

104 https://www.cdc.gov.tw/Category/List/zbsPt8vAi7Pi4XFQD-NRIw

A型肝炎疫苗

針對罹患慢性肝病的民眾，或是有血友病或動過肝臟移植手術的人，政府建議施打至少兩劑A肝疫苗，中間間隔6至12個月。民眾如果必須時常前往經濟發展水平較落後的國家，藥師建議最好也要施打，因為A肝主要透過糞口感染，如果食物飲水不潔，很容易就會感染到A肝。藥師之前去秘魯旅遊，我和同行友人除了施打黃熱病疫苗，醫師也建議同時施打A肝疫苗，以免因為食物不乾淨而感染。另外政府也建議男同性戀、雙性戀以及藥癮者施打，根據美國疾病管制署CDC的說明[105]，A肝容易透過這些族群的性活動造成感染。

人類乳突病毒（HPV）

HPV病毒的傳染力非常強，而且傳染途徑多元，除了透過性行為傳染，也有可能因為接觸到不潔的便器而感染（例如常見的菜花），根據統計，女生一輩子大概有8成的機會感染HPV病毒，而且發病之後就算治癒，病毒也有可能長期潛伏在身體裡面。雖然HPV家族非常龐大，不過對人類比較有危害的種類並不多，所以目前許多醫師都鼓勵民眾自費接種HPV疫苗。除了避免HPV發病「長出花來」痛苦的治療過程，還可以同時預防子宮頸癌、外陰癌、陰道癌、陰莖癌、肛門癌、頭頸癌等癌症，是CP值相當高的一支疫苗。疾管署建議19至26歲的成年人不分男女都應該接種，而27至45歲則是能接種就接種，雖然效

105 https://www.cdc.gov/msmhealth/viral-hepatitis.htm

果沒有年輕時接種來得好，但是也能提供相當程度的保護！

帶狀皰疹疫苗

　　從前農業社會如果有人長了皮蛇往往苦不堪言，必須要帶去廟裡給人「斬皮蛇」才會好，現代人知識進步，知道皮蛇其實就是所謂「帶狀皰疹」，這種病毒發作時除了皮膚長出帶狀分布的小水泡圍繞身體，更伴隨著令人煩躁不堪的神經痛。其實帶狀皰疹病毒就是水痘病毒，很多人以為以前得過水痘就不用再施打疫苗，事實上水痘病毒很狡猾，會潛伏在神經節裡面，等到免疫力變差的時候就出來作亂，變成「小時得水痘，老來得皮蛇」。所以政府建議50歲以上的國民，無論有沒有得過水痘都應該接種一劑的帶狀皰疹疫苗。

　　除了以上幾種政府建議「必打」的疫苗之外，藥師覺得有兩支疫苗最好可以接種，讓自己的免疫力再上層樓。

肺炎鏈球菌疫苗

　　肺炎鏈球菌疫苗主要有兩種，一種是13價，另一種是23價。在新冠肺炎爆發期間，有醫師建議除了施打COVID-19疫苗，也可考慮接種肺炎鏈球菌疫苗。肺炎鏈球菌顧名思義，是會在人體引發肺炎的細菌，平常雖然躲在呼吸道，一旦免疫力低下就會跑出來作亂。曾經有小嬰孩原本只是小感冒，卻併發肺炎，最後住進加護病房，這種案例在秋冬之際並不少見。許多老人家也是開頭一個小感冒最後卻演變成肺炎住院，可見肺

炎鏈球菌之厲害。未滿65歲的成年人，建議先接種13價的肺鏈疫苗，然後再接種23價的肺鏈疫苗。如果是已滿65歲的長者，建議先接種23價的肺鏈疫苗，再接種13價的肺鏈疫苗，如果是中間曾經有接種過任何一種，接種前一定要向醫師說明，由醫師判斷接下來應該要打哪一種疫苗，才能讓疫苗的效用發揮到最高！

B型肝炎疫苗

臺灣因為上一代經濟困苦，在針具衛生上沒有多加注意，導致有許多臺灣人成為B肝的帶原者而不自知。雖然現在新生兒都會接種B肝疫苗，不過長大後抗體減弱，保護力隨之下降。由於B型肝炎的傳染途徑包括輸血、打針、刺青、紋眉、穿耳洞、共用牙刷或刮鬍刀、性行為或是母體垂直感染，慢性B肝患者有很大的可能性會轉變成肝硬化甚至是肝癌，所以對於抗體不足的成年人建議補打B肝疫苗。

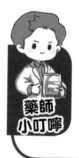

雖然現今疫苗的選擇很多，但是可否施打跟自身免疫力、過往病史以及疫苗接種史都有很大關係，施打疫苗前一定要跟醫師清楚說明，醫師才能根據你的狀況替你安排最適合你的疫苗施打計畫！

~CH5~
藥品・保健食品使用
10 大 Q&A

無論是藥品或保健食品,從選擇、購買、使用到保存,

都存在著滿滿的學問。

很多細節可以現場詢問診所或藥局藥師,

而藥師在此也整理出民眾最常詢問的 10 大問題,先做個初步的解答。

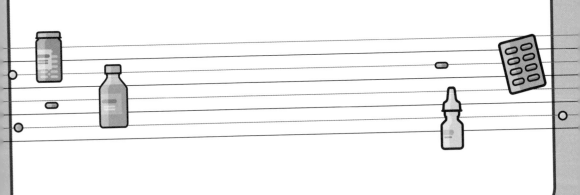

Q1 從醫院拿到藥，藥袋上的資料那麼多；或是購買成藥時，仿單上寫得密密麻麻，哪些資訊是我該最先注意的？

A1 民眾去醫院拿到藥袋時，常常會被上頭密密麻麻的資訊搞得霧煞煞，或是會不小心被上面滿滿的副作用給「恐嚇」，搞得自己不敢吃藥。其實民眾不必這麼緊張，閱讀這些資料是有一些重點技巧的！

拿到藥袋當下，最重要的除了要核對藥袋上的姓名，確認是不是自己的藥之外，還要確認使用的頻次和劑量是否與醫師在診間所說的相符（有時醫院系統難免會出錯）。另外，不需要過度擔心副作用，因為法規規定，必須要把常見的副作用列出做為提醒，但這並不代表使用這些藥物就一定會產生這些副作用，除非有出現不可忍受、甚至影響生活的副作用，否則請按照醫囑服藥。

至於購買指示藥或成藥時，建議再次與藥師確認使用該藥物之正確性與必要性，並且依照藥師的指示使用藥品，同時仿單上如果有標示某些禁忌症恰巧與自身相符，建議停止使用，直接去掛號請醫師診斷開藥。

Q2 吃藥只能配開水嗎？萬一手邊真的沒有水，可以配別的，例如茶、咖啡、果汁，或是湯嗎？

A2 吃藥原則上不建議配其他的飲料，是因為怕會影響到藥物吸收或是效果，像是牛奶會與某些抗生素螯

合，使抗生素失效；果汁因為大多是酸性，可能因自身酸鹼性影響藥物吸收；運動飲料可能因為裡頭的電解質影響某些藥物的離子平衡；而咖啡因也有可能降低藥物的效果。

如果手邊真的沒有水，建議避開上述幾種飲品，選擇溫度適中、無奶、無咖啡因的中性飲料為主。

Q3 為什麼有的藥要飯前吃，有的要飯後吃？是距離吃飯時間多久？若忘記吃藥怎麼辦？是直接忽略還是下次吃雙倍？

A3 藥品會因為吸收狀況或藥效而建議於不同時間服用，舉例來說，胃食道逆流的藥物建議飯前吃，是因為若飯後再吃，食物下肚後胃酸已開始分泌，這時再吃藥的效果相對較差；某些降血糖藥物也是同樣道理，若飯後再使用可能就無法有效調節血糖。

飯前服用藥物的重點在於「空腹」，一般空腹的定義為「飯前一小時」或是「飯後兩小時」，飯後吃的藥大部分可以隨餐或是飯後一小時內吃，脂溶性的藥物因為隨著油脂一起服用吸收效果更好，所以建議趁胃中還有食物時服用可以幫助吸收。

忘記吃藥的話，可以以「吃藥時間的一半」作為簡單是否補吃的標準。舉例來說，如果每12小時服用一次的藥物，某病人習慣早上和晚上8點吃，那麼12小時的一半是6小時，所以上午8點如果忘記吃藥，於下午2點前想起來都建議可以補吃，超過則直接

等到晚上8點吃藥時間再吃就好，而且「不需要吃雙倍量」。

Q4 藥物會跟食物產生衝突嗎？哪些食物不能跟藥品一起吃？如果不小心吃了會發生什麼事情？

A4 食物和藥物會有交互作用，像是牛奶若與某些抗生素一起服用，可能會因為螯合作用降低抗生素藥效，可能造成治療失敗；而某些保健食品像是紅麴，如果與降血脂藥一起吃，因為作用相近，可能會加強降血脂藥的副作用，如影響肝腎功能或提高橫紋肌溶解的可能性等。所以拿藥時，除了要與藥師再次確認平時吃的藥物，最好也可以將平日飲食、包含保健食品納入一起請藥師評估，更能提升用藥品質及安全性。

Q5 想要在家裡準備一個常備醫藥箱，有哪些藥品是基本的呢？

A5 **一般藥物**：醫藥箱裡面一定要放的是症狀治療藥品，像是綜合感冒藥、止痛消炎藥、止咳藥及抗組織胺等，當緊急症狀發生的時候，民眾可以嘗試自行使用藥品。這些藥品的取得都必須是事先經過醫師開立或是經藥師指示購入的藥品，不能隨便從親朋好友左鄰右舍那邊拿來用。

外用藥物：外用藥物也是醫藥箱必備的藥品，針對外傷準備的藥品，可以準備沖洗傷口用的食鹽水、抗發炎用的消炎軟膏或是優碘，另外也可以準備類

固醇軟膏或是抗組織胺軟膏，遇到蚊蟲咬傷可以沖洗或是經基本消毒後塗到患部，會有不錯的效果。至於眼睛部分，除了無菌的生理食鹽水可以拿來沖洗眼睛，也可以準備人工淚液或是眼藥水，如果遇到眼睛有異物或是疲勞、過敏現象，可依情況酌量使用。

Q6 我要如何保存藥品或者保健食品？
可以通通放冰箱嗎？

A6 無論是藥品或是保健食品，除非藥師有特別指示須冷藏，否則均不需要放冰箱，因為冰箱的低溫有時反而不利藥物保存。有些口服藥水在低溫下反而會產生結晶，眼藥水亦然，試想若將有結晶的眼藥水點進眼睛，可能會因此傷害角膜，反而增加傷害。

Q7 吃不完的藥與保健食品該如何處理？
可以丟進垃圾袋嗎？

A7 沒有吃完的藥物或保健食品，如果是針劑、抗腫瘤藥品、抗生素、荷爾蒙藥品及管制藥品，必須要收集好送到醫院或是藥局的藥物檢收站回收；非上述幾類藥物，如果是口服藥可以隨著家中垃圾丟棄，藥水的話千萬不可以倒入馬桶，建議採取「放、倒、丟」3步驟，取一些吸水物質，像是茶葉渣、咖啡渣、尿布、報紙等，放進夾鏈袋或塑膠袋中，再將藥水倒入袋中後確實密封，最後將密封袋丟進垃圾袋。

答客問／藥品‧保健食品使用10大Q&A

Q8 如果每天要吃兩到三種保健食品，可以一次吃完嗎？還是需要分開吃？若同時有服用慢性病藥品，也可以一起吃嗎？

A8 一般來說，保健食品只要沒有超過建議劑量、彼此間沒有交互作用，可以一起服用。不過和藥品一樣，有些保健食品是脂溶性的，像是維生素A、D、E、K，這些保健食品建議隨餐或是飯後吃，吸收效果可以提升。

雖然保健食品或健康食品是歸類於食品，但食品和藥品間仍可能有交互作用，所以建議先請教藥師，若其中沒有成分間的衝突就可以一起服用。

Q9 我可以同時吃西藥跟中藥嗎？
有沒有什麼禁忌？

A9 中醫與西醫為兩個不同系統，但是臺灣民眾同時於中西醫就診的比例相當高，所以經常會有中藥和西藥能否一起吃的疑問。中藥裡面的成分常常是複方，加上西方先進國家也較少針對中藥材進行研究，許多中西藥的交互作用事實上未明。不過有些常見禁忌民眾還是可以注意，像是有在使用抗凝血藥物的民眾，就不建議再使用通經活血的中藥，以免增加出血的風險；降血壓藥如果跟人參、甘草、麻黃一起吃，降血壓效果可能會變差。

因為會產生交互作用的藥品還是不少，建議民眾還是可以把握一些簡單原則：

1. 中西藥盡量隔開吃，至少隔兩個小時以上，或是再隔久一點也沒有關係。

2. 固定吃慢性病藥的民眾，看診時要跟醫師清楚說明自己吃的藥物，領藥時也可以請藥師協助雙重確認。

3. 慢性病的患者，除了不要聽信偏方，也不可以隨意停止用藥，中西藥好好搭配可以事半功倍，但隨便把西藥停掉是非常危險的事情喔！

Q10 出國旅遊時，我該準備哪些藥品以備不時之需？

A10 出國旅遊，最常見的不外乎是出現腸胃不適、環境或食物引起的過敏，以及因為不慎造成的外傷等，所以建議出國前能準備幾種症狀治療的藥物，像是止咳、止過敏、止痛退燒以及因應外傷的藥水藥膏以及絆創膏。

若是因應某些特殊疾病，像是黃熱病等，建議事前致旅遊門診就診，打好相關疫苗。有些疾病臺灣已不是疫區，例如瘧疾，建議出發前就開始預防性投藥，而這些藥物大多是處方藥，也可以於旅遊門診請醫師開立。

國家圖書館出版品預行編目資料

暖氣藥師的用藥攻略：量身打造居家藥品及保健處方／蘇柏
　名著. -- 初版. -- 臺北市：原水文化出版：英屬蓋曼群島商家
　庭傳媒股份有限公司城邦分公司發行, 2023.04
　面；　　公分. --（Dr. Me健康系列；194）

　ISBN 978-626-7268-21-6（平裝）

　1.CST: 家庭醫學 2.CST: 投藥 3.CST: 保健常識

418.74　　　　　　　　　　　　　　　　112004217

Dr. Me健康系列 194

暖氣藥師的用藥攻略：
量身打造居家藥品及保健處方

作　　　　者／蘇柏名
編 輯 協 力／藍鈞儀
選書・主編／潘玉女

業 務 經 理／羅越華
行 銷 經 理／王維君
總　編　輯／林小鈴
發　行　人／何飛鵬
出　　　版／原水文化
　　　　　　台北市民生東路二段141號8樓
　　　　　　電話：02-25007008　　傳真：02-25027676
　　　　　　E-mail：H2O@cite.com.tw　部落格：http://citeh2o.pixnet.net/blog/
　　　　　　FB粉絲專頁：https://www.facebook.com/citeh2o/
發　　　行／英屬蓋曼群島商家庭傳媒股份有限公司城邦分公司
　　　　　　台北市中山區民生東路二段 141 號 11 樓
　　　　　　書虫客服服務專線：02-25007718・02-25007719
　　　　　　24 小時傳真服務：02-25001990・02-25001991
　　　　　　服務時間：週一至週五09:30-12:00・13:30-17:00
　　　　　　讀者服務信箱 email：service@readingclub.com.tw
劃 撥 帳 號／19863813　戶名：書虫股份有限公司
香港發行所／城邦（香港）出版集團有限公司
　　　　　　地址：香港灣仔駱克道 193 號東超商業中心 1 樓
　　　　　　Email：hkcite@biznetvigator.com
　　　　　　電話：(852)25086231　　傳真：(852) 25789337
馬新發行所／城邦（馬新）出版集團
　　　　　　41, Jalan Radin Anum, Bandar Baru Sri Petaling,
　　　　　　57000 Kuala Lumpur, Malaysia.
　　　　　　電話：(603) 90563833　　傳真：(603) 90576622
　　　　　　電郵：service@cite.my

美 術 設 計／劉麗雪
內 頁 排 版／游淑萍
插　　　畫／柯天惠
製 版 印 刷／卡樂彩色製版印刷有限公司
初　　　版／2023年4月13日
定　　　價／450元

城邦讀書花園
www.cite.com.tw